Adeeba Siddique

Eficácia da Amlexanox no Tratamento de Úlceras Afthous Recorrentes -a Revisão

Adeeba Siddique

Eficácia da Amlexanox no Tratamento de Úlceras Afthous Recorrentes -a Revisão

Imprint
Any brand names and product names mentioned in this book are subject to trademark, brand or patent protection and are trademarks or registered trademarks of their respective holders. The use of brand names, product names, common names, trade names, product descriptions etc. even without a particular marking in this work is in no way to be construed to mean that such names may be regarded as unrestricted in respect of trademark and brand protection legislation and could thus be used by anyone.

Cover image: www.ingimage.com

Este livro é uma tradução do original publicado sob ISBN 978-620-3-30444-2.

Publisher:
Sciencia Scripts
is a trademark of
International Book Market Service Ltd., member of OmniScriptum Publishing Group
17 Meldrum Street, Beau Bassin 71504, Mauritius
Printed at: see last page
ISBN: 978-620-3-34790-6

CONTEÚDO

Introdução

A ulceração afta recorrente ou estomatite afta recorrente é a doença oral mais comum. O termo aphthae deriva da palavra grega aphthi, que significa incendiar ou inflamar, pensa-se que tenha sido usado pela primeira vez pelo filósofo Hipócrates (460-370 AC) para descrever a dor associada a uma desordem comum da boca durante o seu tempo (provavelmente, estomatite afta). [1] Contudo, a primeira descrição clínica válida da estomatite afta recorrente é creditada a Von Mikulicz e Kummel em 1883.[2] Esta desordem é também referida como aftas, estomatite afta recorrente, úlceras orais recorrentes e uma afitose simples ou complexa.

A estomatite afta recorrente é caracterizada pelo aparecimento de úlceras inicialmente necróticas, com limites bem definidos rodeados por uma auréola eritematosa. As úlceras são dolorosas, recorrentes que são pequenas, redondas a ovóides, afectando a mucosa oral não queratinizada como a mucosa bucal, aspectos ventrais da língua, chão da boca, palato mole e mucosa orofaríngea com uma base em forma de cratera coberta por uma pseudo membrana branca cinzenta e rodeada por uma auréola eritematosa distinta. Regiões da mucosa oral queratinizada, tais como o palato duro, a superfície dorsal da língua são locais pouco comuns. Durante 24-48 horas antes do aparecimento de uma úlcera, a maioria dos pacientes tem uma sensação de picada ou ardor na área afectada que causa dificuldade em comer, falar e engolir que afecta em última análise a qualidade de vida do paciente. Nesta fase prodrómica, o eritema da mucosa circundante pode ser observado ou pode parecer normal. As úlceras ocorrem isoladamente ou em múltiplos locais a intervalos que vão desde alguns meses a alguns dias, com alguns sujeitos a experimentarem recorrências quase contínuas sem dias sem úlceras. [1]

A estomatite afta recorrente é a doença crónica mais frequente da cavidade oral, afectando 5-25% da população e uma taxa de recidiva de 3 meses em 50% da população. É mais comum em doentes entre os 10-40 anos de idade, e afecta predominantemente as mulheres e parece ser mais comum entre os indivíduos brancos. Há algumas evidências de que a doença tem maior prevalência em adultos mais jovens, diminuindo tanto na incidência como na gravidade com a idade. Estudos epidemiológicos demonstraram que a prevalência de estomatite afta recorrente é influenciada pela população estudada, critérios diagnósticos e factores ambientais. Em crianças, a prevalência de SAR pode atingir 39% e é influenciada pela presença de SAR em um ou ambos os pais. As crianças com RAS pais positivos têm 90% de probabilidade de desenvolver RAS, em comparação com 20% nas crianças com RAS - pais negativos. [3]

A prevalência do RAS varia entre 0,9-78% em diferentes grupos examinados. Nos EUA, no período de 1988-1994 a prevalência foi de 0,89% em adultos e 1,64% em crianças. No Irão (2005), Jordânia (2008), Índia (2010-2012) e China (2013-2017) a prevalência reportada foi de 25,2%, 70%, 21,7%, respectivamente. O seu início aparece entre os 10 e 19 anos de idade e, com o avanço da idade, a sua frequência diminui. [4]

Houve muitas tentativas ao longo dos anos para encontrar um tratamento eficaz para o RAS. O tratamento consiste em medidas terapêuticas para suprimir os sintomas, em vez de trazer uma cura definitiva. A escolha terapêutica depende da gravidade da doença, incluindo a frequência da recorrência da úlcera, o número de úlceras presentes, a sua localização e duração, e o nível de dor associada ou facial. Os casos de RAS grave, os que apresentam úlceras dolorosas, e os que apresentam uma elevada frequência de recorrência requerem normalmente uma terapia sistémica. O uso de medicamentos imunossupressores e anti-inflamatórios tem demonstrado vários graus de sucesso em casos graves de SAR.

Portanto, o objectivo da dissertação da biblioteca é explorar e avaliar a eficácia do amlexanox para o tratamento de úlceras afetas recorrentes.

Classificação da Estomatite Afthous Recorrente

Muitos investigadores descreveram a ORAS como sendo uma doença da mucosa oral caracterizada por ulceração recorrente, dolorosa, única ou múltipla bem demarcada com auréola vermelha periférica onde a cura tem lugar com ou sem cicatrizes. Estas variaram na apresentação clínica, tamanho da lesão, gravidade e recidiva. E, consequentemente, foram apresentadas várias classificações, de modo a determinar as várias modalidades de tratamento para tratar a estomatite afta recorrente.

A estomatite afta recorrente é clinicamente dividida em três variantes,[5,6,7] de acordo com a classificação de Stanley(1972), Cooke(1969) e Lehner(1968):

1. Aphthae menor (aphthae suave, aphthae de Mikulicz): Aphthae menor é

    caracterizado por pequenas úlceras, que normalmente podem ser descritas como bem definidas, rasas, redondas ou ovóides e medir menos de 10 mm.

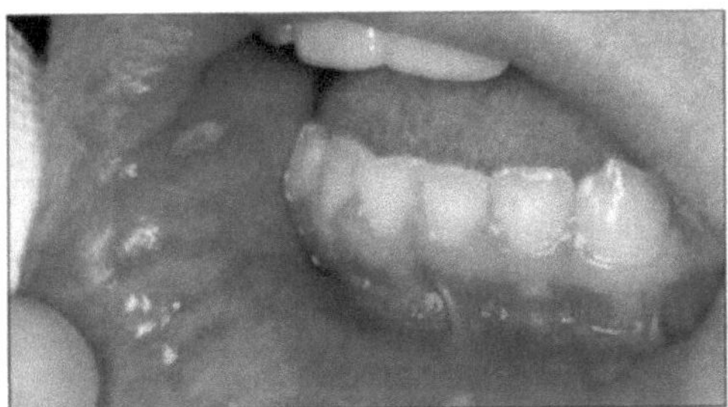

Figura 1 : Estomatite de Afthous menor.

2. **Maiores afetas (periadenite mucosa, necrótica recurrente, doença de Sutton):**. As úlceras são maiores, mais profundas e mais dolorosas que as apthae menores e a maioria delas medem mais de 10 mm...

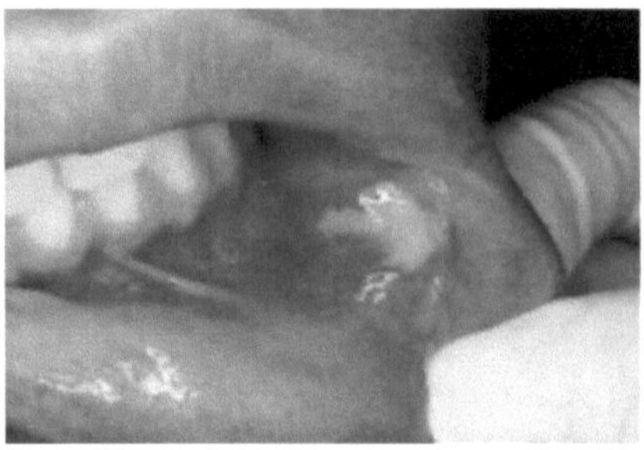

Figura 2 : Estomatite de Aphthous maior.

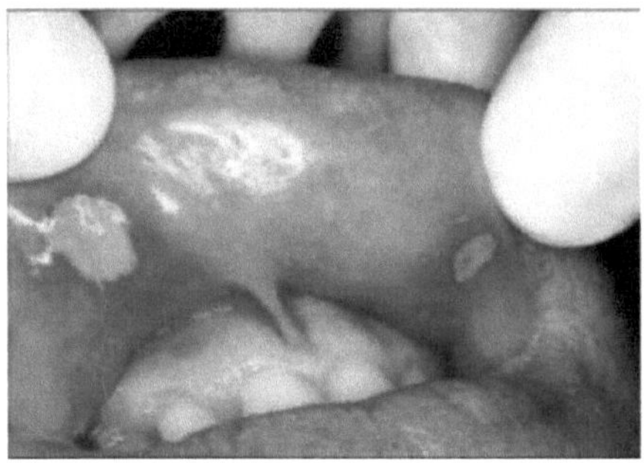

Figura 3 : Estomatite herpetiforme de Afthous.

3.　**Úlceras herpetiformes recorrentes**: Como o nome indica, é caracterizada por

múltiplos (5-100 em número), cada um medindo menos de 5 mm frequentemente semelhante em aparência a úlceras de Herpes simplex.

Classificação baseada na natureza da recorrência como se segue5,6:

1.　Afótese simples: Aqui, a recorrência ocorre duas a quatro vezes por ano.

2.　Afótese complexa: Aqui, a actividade da doença é quase contínua durante todo o ano, com lesões mais recentes a desenvolverem-se à medida que as lesões mais antigas cicatrizam. Normalmente, a afótese complexa está associada a doenças sistémicas.

Classificação para determinar as estratégias de gestão6:

1.　Tipo A: episódios de RAS que duram alguns dias com dores toleráveis e poucas ocorrências por ano.

2.   Tipo B: RAS doloroso com duração de 3 a 10 dias com recidiva todos os meses.

3.   Tipo C: Curso crónico doloroso com actividade patológica contínua ao longo de todo o ano.

De acordo com o tamanho das úlceras7:

DeMeyer et al sugeriram a seguinte classificação:

1.   Úlcera menor: Menos de 1cm de tamanho.

2.   Úlcera grave: Mais de 1cm de tamanho.

Para ajudar os profissionais a determinar as estratégias de gestão, Scully C et al classificou o RAS em três apresentações clínicas: tipo A, tipo B, e tipo C. [3]

Tipo A

Os episódios recorrentes de estomatite aphthous que duram apenas alguns dias, ocorrendo apenas algumas vezes por ano, são classificados como tipo A.

Tipo B

O doloroso RAS de cada mês, com duração entre três e 10 dias, é do tipo B 15. Neste cenário, o paciente pode ter alterado a dieta e os hábitos de higiene oral devido à dor.

Tipo C

RAS tipo C envolve cursos dolorosos e crónicos de RAS nos quais, quando uma úlcera cicatriza, outra se desenvolve.

Etiologia

Factores Precipitantes

Existem muitos factores, responsáveis pela etiologia da estomatite afta recorrente, mas parece haver um problema em apontar um único factor causal. Alguns autores fazem claramente uma distinção entre os factores etiológicos e os factores predisponentes. [8] De acordo com os estudos, parece agora que as respostas imunitárias do organismo podem estar envolvidas na patogénese da afta recorrente e podem existir factores que podem ser responsáveis pela precipitação ou modulação das respostas imunitárias. Em relativamente grande número de doentes, foram repetidamente identificadas várias situações imediatamente antes do surto de úlceras afetas. Os factores precipitantes conhecidos são:

1. **Trauma**: Graykowsi e os seus colegas de trabalho no seu estudo descobriram que o trauma local era o factor precipitante em quase 75% dos casos. [9] Os incidentes traumáticos incluem10:

    > Biters auto-infligidos

    > Procedimentos surgericais orais

    > Utilização excessivamente cuidadosa das escovas de dentes

    > Espinha de peixe, migalhas de bolacha ou pele de fruta.

    > Mastigação rápida e descuidada

    > As úlceras podem ser causadas por dentes cariados afiados e partidos e por más obturações dentárias em posição de aposição à mucosa vestibular.

Wray et al em 1981 propuseram lesões mecânicas que podem ajudar na identificação e estudo de pacientes propensos a úlcera afta. [9] De acordo com Ross et al muitos pacientes não desenvolvem lesões após o trauma11 e onde, como Scully C et al concluíram, é pouco provável que pacientes desdentados tenham lesões sob a prótese. [12] Polanska et al sugeriram o papel da elastase neutrofílica no processo de formação pós-tramática da úlcera afta. [13]

2. **Factores psicológicos: O** stress e o embalamento psicológico têm estado

ligados a úlceras aftosas recorrentes. Pode desempenhar um papel na manifestação de estomatite recorrente como gatilho ou factor modificador. Mamta et al em 2017 conduziram um estudo numa instituição de ensino e descobriram que mais de metade dos estudantes experimentados com o RAS e a prevalência estava correlacionada com o nível de stress . [14]No entanto, a literatura continua a relatar que o stress pode desempenhar um papel na precipitação do RAS, e o stress emocional ou ambiental grave deve ser contemplado na avaliação clínica do RAS. Huling L B et al15 e keenam AV et al16 nos seus estudos concluíram que o stress desencadeia antes o início do episódio do que influencia a sua duração.

3. **Alergia:** Muitos pacientes com estomatite afta recorrente têm antecedentes de

asma, febre-dos-fenos ou alergias alimentares. Este pode ser um achado puramente fortuito devido à elevada incidência de alergias na população em geral. Um breve relatório de Wright A, et al em Sheffield, em 1986, concluiu que, entre 11 doentes com SAR grave, 6 responderam à retirada dietética dramaticamente no espaço de uma semana após terem evitado os alimentos incriminados e após períodos prolongados e implacáveis de ulcerações, de modo que uma relação casual parece provável.17 Um estudo entre Janeiro e Junho de 2004 em peru, realizado por Gonul M, et al, em 27 pacientes com SAR e 25 pacientes sem SAR como controlo com idades e socioeconómicos correspondentes, teve como resultado que a ocorrência de 18 SAR foi associada à ingestão de vários tipos de alimentos.

Cessação de fumar:

Foi inicialmente relatado na década de 1960 que existe uma correlação negativa entre o SAR e uma história de tabagismo e muitos clínicos relataram que o SAR é exacerbado quando os pacientes deixam de fumar. [19]Um estudo realizado em 2007, foi conduzido por Kamile Marakoglu et al para avaliar a frequência da estomatite afta recorrente no período de 6 semanas após deixar de fumar. Do estudo, ele confirmou que o RAS é uma complicação de deixar de fumar. [20] Além disso, McRobbie et al no seu estudo avaliaram as ocorrências de ulceração oral no período de 4 semanas após a interrupção do tabagismo e relataram ocorrências frequentes de RAS em 40% dos pacientes que deixaram de fumar na TNR, podendo ter menos probabilidades de desenvolver úlceras da boca do que aqueles que deixaram de fumar sem TNR. [21 No entanto], estas descobertas não podem ser utilizadas como desculpa para fumar, uma vez que os efeitos nocivos ultrapassam de longe os benefícios.

Factores etiológicos

A úlcera aftosa recorrente é uma doença oral ulcerativa com etiopatogénese incerta. Embora vários factores como factores genéticos, deficiências nutricionais, infecções virais e bacterianas e distúrbios imunitários ou perturbações tenham sido sugeridos como factores etiológicos de ulcerações orais frequentes, não existem provas conclusivas sobre a sua relação com a estomatite aftosa recorrente.

1. **Hereditariedade:** Envolvimento de um componente genético na transmissão de

A úlcera aftosa recorrente foi estabelecida sem qualquer dúvida. Muito provavelmente, a influência genética representa apenas a predisposição para a doença, sendo a eventual penetração da doença modificada por factores ambientais. Field e Allan em 2003 descreveram que existe uma predisposição genética para o RAS e mais de 40% dos indivíduos afectados têm parentes de primeiro grau com RAS. [22] Scully et al 2004 descobriram que a probabilidade de RAS é de 90% quando ambos os pais são afectados, mas apenas 20% quando nenhum dos pais tem RAS. [23] Um estudo de gémeos mostrou uma concordância de 90% de doença em gémeos idênticos, em oposição a uma concordância de 57% em gémeos não idênticos. [24] De acordo com o Shafer's, há um historial familiar positivo e ocorrência de estomatite afta recorrente associada ao HLA-B51. Além disso, estes indivíduos com historial familiar positivo desenvolvem úlceras numa fase inicial da sua vida. [14]

2. **Características imunológicas**: RAS com anomalias imunológicas primárias

resultam em equilíbrios imunoregulatórios alterados. Por exemplo, há um aumento da citotoxicidade das células dependentes de anticorpos e níveis mais elevados de imunoglobulinas séricas em doentes com SAR. Linfócitos de doentes com SAR graves demonstram números crescentes de células T-helper/indutoras, números decrescentes de células T-supressor/indutoras, e respostas deprimidas a mitógenos. O agregado de linfócitos T activados na periferia das lesões RAS confirma a hipótese de que o SAR representa uma resposta imunitária mediada por células activadas. [Lehner] propôs que a úlcera afta recorrente é o resultado de uma resposta auto-imune do epitélio oral. Utilizando uma técnica de anticorpos flourescentes, mostrou a ligação de IgG e IgM por células epiteliais da camada espinhosa da mucosa oral em doentes que sofrem de estomatite afta recorrente, enquanto as mesmas células em doentes de controlo saudável ou doentes com úlceras não específicas não mostram tal ligação. Donatsky encontrou níveis elevados de gamaglobulina contra estreptococo 2A e M5 através de estudos imunofluroscentes no soro de pacientes com estomatite afta recorrente. Os anticorpos detectados nestes doentes foram capazes de ligar o complemento sérico. [26] Scully et al, no seu estudo relataram que o aumento das concentrações de IgE poderia estar relacionado com o fenómeno mediado por células na imunopatogenia de RAS.223

3. **Microorganismo e estomatite afta recorrente:** Vários

Os microorganismos foram cultivados a partir das lesões da estomatite afta recorrente, que incluem estreptococo sanguis e adenovírus tipo 1, mas não o vírus do herpes simplex. Contudo, todos estes são organismos intraorais comuns e o seu isolamento das lesões da estomatite afta recorrente não é suficiente para a implicar na patogénese da estomatite afta recorrente.

a) **Bactérias e estomatite afta recorrente:**

A possível destruição imunopatológica da mucosa oral por viridiano estava em estudo até 1986, mas foi refutada. [27] Streptococcus sangiusor a sua forma em L foi implicada, tal como a autoimunidade à homogeneização da mucosa oral. Um antigénio comum ou de reacção cruzada entre estreptococos e epitélio oral foi sugerido e demonstrado entre a proteína de choque térmico 60-65 kD do estreptococos e o tecido da mucosa oral. Foi detectado um aumento significativo de anticorpos séricos para HSP em doentes com RAS. [28Helicobacter] pylori foi detectado em tecido lesional de úlceras orais, mas a frequência de anticorpos da imunoglobina G sérica para H pylori não está aumentada em úlceras afetas recorrentes e os organismos nunca provaram ser causadores. [29,30]

b) **Vírus e estomatite afta recorrente:**

No passado, o vírus do herpes simplex tipo 1 foi implicado como a causa da estomatite afta recorrente, mas nunca foi identificado um agente viral. Foi realizado um estudo por silverman et al para comparar pacientes com a gengivostomatite herpética primária com os pacientes que sofrem de estomatite afta recorrente. A comparação baseada no estudo citológico, títulos de anticorpos e isolamento real do vírus do herpes simplex não revelou qualquer associação entre o vírus e a estomatite aftosa recorrente [31].

4. Deficiências nutricionais na estomatite afta recorrente:

Antes do ano 1980, estudos realizados mostraram que pacientes com estomatite afta recorrente apresentavam deficiências nutricionais, particularmente de Ferro, ácido fólico e vitamina B12. Além disso, quando estas deficiências eram tratadas com terapias de substituição, foram observadas respostas favoráveis nas úlceras afetas recorrentes. Esta observação levou a novas investigações para avaliar o papel destas deficiências nutricionais e para descobrir os resultados da terapia de substituição em úlceras afetas recorrentes. As deficiências hematínicas (ferro, ácido fólico, vitamina B6 e B12) foram duas vezes mais comuns nos doentes com SAR. [32] Até 20% dos doentes com SAR apresentavam deficiência hematínica. A ingestão mais baixa de folato e vitamina B12 na dieta é mais comum entre pessoas com úlceras afetas e o tratamento com 1000mcg/d tem demonstrado benefícios em indivíduos independentemente dos níveis séricos de vitamina B12. [33] Um pequeno grupo de adolescentes demonstrou reduzir a incidência e a dor do RAS quando administrado a 2000mg/d de ácido ascórbico. [34]

Patogénese

- A patogénese da estomatite afta recorrente envolve predominantemente uma resposta imunitária mediada por células, na qual o TNF-Alpha desempenha um papel importante.

- Fases da Estomatite Afthous Recorrente

    - As fases de evolução natural das lesões do RAS foram sintetizadas por Stanley7,que divide a história natural em quatro fases que são premonitórias, pré-ulcerativas, ulcerativas e curativas.

    - A **fase premonitória** dura até às primeiras 24 horas de desenvolvimento do RAS. Os doentes que sofrem de lesão podem ter sensação de queimadura ou formigueiro no local de desenvolvimento da SAR. Alguns doentes não relatam uma fase pré-monitória, o epitélio do local afectado é infiltrado com células mononucleares, e o edema começa a desenvolver-se.

    * A **fase pré-ulcerativa** ocorre durante as primeiras 18 a 72 horas (3 dias) no desenvolvimento de uma lesão de RAS. As sensações dolorosas variam de intensidade durante esta fase, mas são geralmente moderadamente severas. Clinicamente, as afetas começam como máculas eritematosas ou pápulas com ligeiro halo eritematoso endurecido. Nas bochechas ou lábios, as lesões são circulares, enquanto que nos sulcos ou vestíbulos bucais ou labiais, ocorrem lesões ovais. As lesões sobre as bandas musculares fibrosas, tais como o frénio, são excepcionalmente dolorosas.

    * A **fase ulcerativa** dura de 1 a 16 dias. Clinicamente, a pápula ou mácula, que tinha começado a sofrer erosão na segunda fase, alarga-se e ulcera mas continua a ser uma lesão discreta. O tamanho máximo é normalmente atingido 4 a 6 dias após o início. Dois ou três dias mais tarde, há cessação da dor, deixando um desconforto residual que se correlaciona clinicamente com o aparecimento da mucosa fibrino membranosa de cobertura. [14] O leito ulceroso é infiltrado principalmente por neutrófilos, linfócitos e plasmócitos. Esta fase pode durar de alguns dias a 2 ou várias semanas.

    * A **fase de cura** ocorre durante 4 a 35 dias. As lesões cicatrizam geralmente sem cicatrizes em 10 a 21 dias. A úlcera é coberta por

epitélio, e a cicatrização da ferida ocorre, não deixando muitas vezes cicatriz ou vestígios da lesão de RAS, com diminuição significativa da dor. Assim, todas as lesões de RAS cicatrizam e desenvolvem-se novas lesões. A cicatrização ocorre mais frequentemente com RAS importantes e correlaciona-se com a profundidade da necrose.

Lymphocyte cell infilterate in the epithelium causing erythema(**Phase-1-pre-ulcerative stage**)

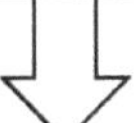

Followed by a localized papule

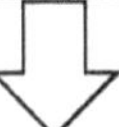

Surrounded by a reactive erythematous halo due to inflammatory reaction.

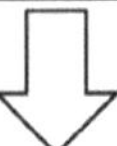

The painful papule then ulcerates.

(Phase 2-ulcerative phase.)

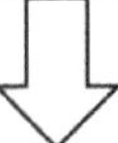

A pseudo membrane covers the ulcer, which is infilterated mainly by neutrophils, lymphocytes and plasma cells.

Finally, there is healing with epithelial regeneration.
(Phase 3- Healing phase)

Características clínicas

De acordo com as **características clínicas**, as estomatites afetas recorrentes são classificadas como úlceras menores, úlceras maiores e úlceras herpetiformes. [5,6]

Aphthae menor (aphthae suave, aphthae de Mikulicz): Esta é a forma mais comum de afthae que representa 75 a 85% de todos os casos RAS. Aphthae menor é caracterizada por pequenas úlceras, que tipicamente podem ser descritas como bem definidas, superficiais, redondas ou ovóides. As afetas menores curam sem cicatrizes; contudo, a cicatrização em comparação com as outras feridas orais é ligeiramente atrasada (10-14 dias) provavelmente devido à infiltração linfocítica intensiva.

Este tipo é normalmente encontrado nas superfícies da mucosa não queratinizada como a mucosa bucal, a mucosa labial, e o chão da boca na figura 1.

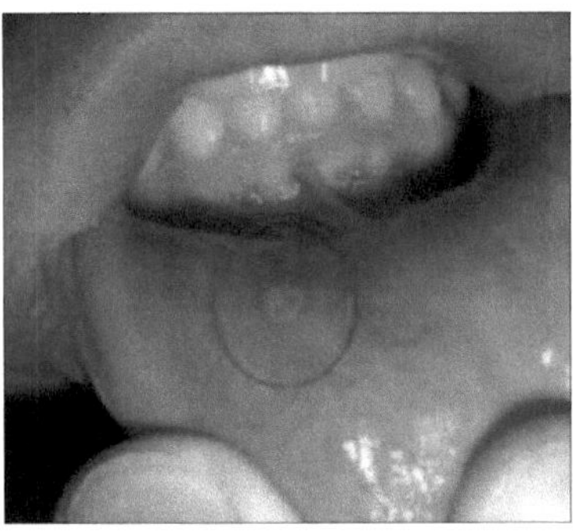

Figura 1: Estomatite afthous menor.

Afthae principal (periadenite mucosa, necrótica recorrente, doença de Sutton): Uma variedade menos comum de RAS que representa cerca de 10 a 15% de todos os casos de RAS. As úlceras são maiores, mais profundas e mais dolorosas do que as apthae menores e a maioria delas medem mais de 10 mm. Tendem a envolver as glândulas salivares menores sobrejacentes da mucosa e, por conseguinte, os locais habituais das aphthae maiores são os lábios, o palato mole e a garganta na figura 2. Os sintomas pródromos são mais proeminentes do que as afetas menores e os pacientes têm frequentemente febre, mal-estar e disfagia. As úlceras persistem durante 10 a 20 dias e por vezes até meses. A formação de cicatrizes é comum quando a afta maior cicatriza. Raramente, as grandes afetas podem apresentar-se como numerosas úlceras que afectam uma grande área, ou várias lesões gigantescas do que as que persistem durante meses. Estas lesões frequentemente referidas como afthae gigante, apthae recaída, ou afthae refratária, são tipicamente vistas em condições imunocomprometidas (como no VIH), e doenças imuno-mediadas (como a doença celíaca, doença de Crohn, doença de Behcet).

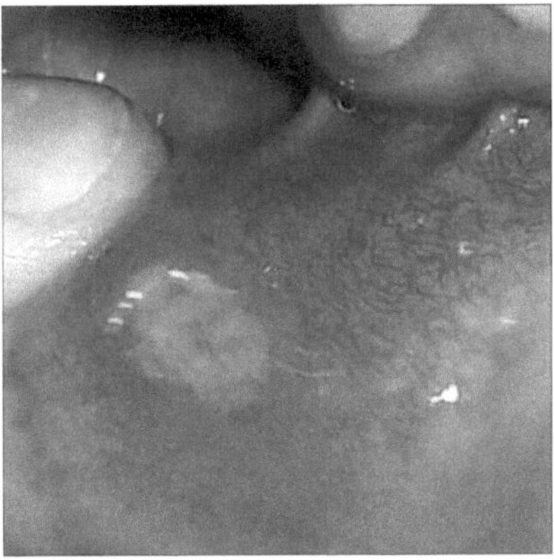

Figura 2 : Estomatite de Aphthous maior.

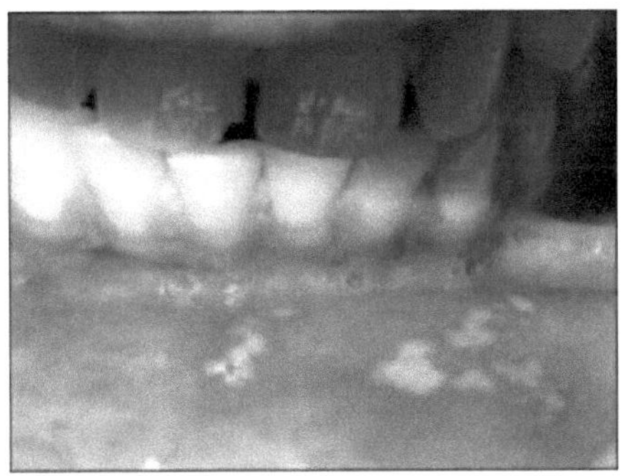

Figura 3 : Estomatite herpetiforme de Afthous.

3.   **Úlceras herpetiformes recorrentes**: A úlcera herpetiforme recorrente é uma

apresentação comparativamente rara que representa aproximadamente 5 a 10% de todos os casos RAS. Como o nome implica, caracteriza-se por múltiplas (5-100 em número), cada uma medindo menos de 5 mm, muitas vezes de aspecto semelhante a úlceras de Herpes simplex. Ao contrário da sua homóloga maior e menor, as úlceras herpetiformes recorrentes não têm qualquer especificidade de local e podem ocorrer em qualquer parte da mucosa oral da figura 3 acima. Por vezes as úlceras podem coalescer para formar grandes úlceras que podem durar cerca de 2 semanas. A cicatrização é geralmente sem problemas e ocorre sem cicatrizes. No entanto, alguns autores são de opinião que as úlceras herpetiformes recorrentes têm um potencial de formação de cicatrizes na cura.

Doenças médicas associadas

Várias doenças médicas estão associadas a ulcerações orais que se assemelham a

RAS. Estes incluem a síndrome de Behcet, síndrome de MAGIC, neutropenia cíclica,

Síndrome de PFAPA, síndrome de Sweets e SIDA.

Síndrome de Behcet:

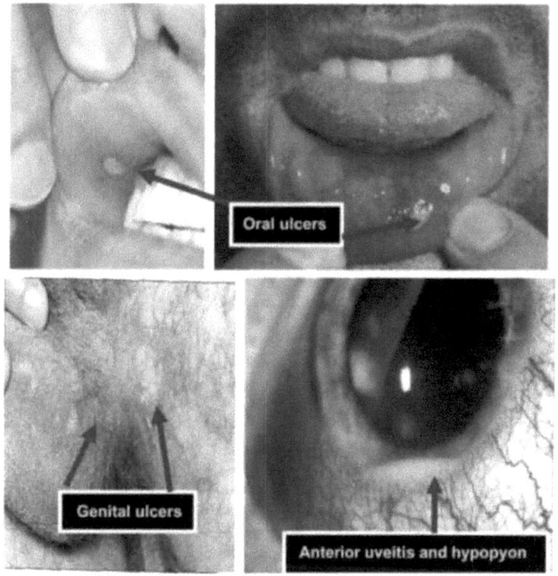

É uma doença multissistémica resultante de vasculite de vasos de pequena e média dimensão e inflamação do epitélio. As características características incluem estomatite afta recorrente, ulcerações genitais, lesões oculares (uveíte ou vasculite retiniana), lesões cutâneas (erethema nodosum, lesões papulopustulares ou nódulos acneiformes) ou um teste de patogenia positivo. Foi descrito pela primeira vez por Hulusi Behcet em 1937 como uma tríade de ulceração oral e genital da afta e iridociclite. É observada principalmente na bacia do Mediterrâneo, Médio Oriente e Extremo Oriente. A Turquia tem a maior prevalência, enquanto que a frequência é mais baixa nos países ocidentais. A resposta inflamatória anormal na síndrome de Behcet é causada por complexos imunitários induzidos por linfócitos T e plasmócitos. A síndrome de Behcet afecta geralmente adultos, mas foram relatados vários casos em crianças. A ulceração recorrente do tipo estomatite aphthous é uma característica cardinal da doença de Behcet. A ulceração pode ser mais grave e mais susceptível de incluir úlceras graves e/ou herpetiformes de RAS. [3,7,12,18]

Síndrome MAGIC:

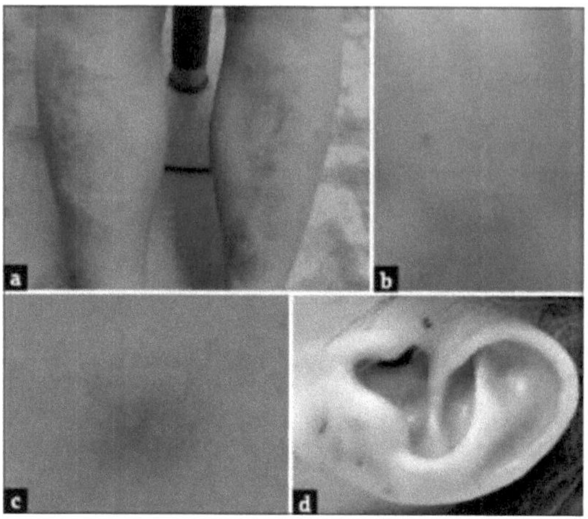

    É outra variante da síndrome de Behcet que inclui a policondrite recaída, uma doença caracterizada por úlceras da boca e genitais com cartilagem inflamada, foi rotulada de síndrome MAGIC. As características clínicas da síndrome de MAGIC são semelhantes à síndrome de Behcet juntamente com a policondrite recorrente que afecta principalmente o ouvido externo causando dor, vermelhidão, inchaço ou sensibilidade de um ou ambos os ouvidos. Os episódios permanecem durante alguns dias ou semanas e depois o doente recupera com ou sem tratamento. Após inflamação recorrente ou persistente, há destruição de estruturas cartilaginosas e pode haver perda de audição. Os doentes geralmente também sofrem de dores articulares com ou sem artrite. Esta artrite imita a artrite reumatóide, mas os testes ao factor AR são negativos. O envolvimento da cartilagem nasal causa inicialmente inchaço e dor, mas a destruição da cartilagem pode causar deformidade do nariz da sela. A inflamação das cartilagens laríngea, traqueal e brônquica causa rouquidão, tosse não produtiva, dispneia, pieira e estridor inspiratório. As manifestações cutâneas, oculares e genitais são semelhantes à síndrome de Behcet. [3,12,18]

Neutropenia cíclica (cn) :

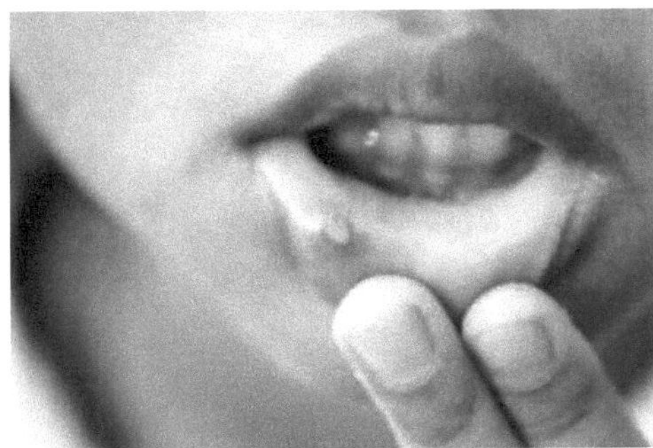

A Neutropenia Cíclica é uma doença rara que ocorre secundária a uma falha periódica das células estaminais da medula óssea. Caracteriza-se por neutropenia grave transitória que ocorre aproximadamente a cada 21 dias devido a oscilações na produção de neutrófilos por medula óssea. A neutropenia cíclica é herdada como uma desordem autossómica dominante com penetração total, mas com uma gravidade variável das manifestações clínicas. Estudos genéticos revelaram que as famílias afectadas com CN tinham mutações no gene para elastase neutrofílica (ELA2). Estudos celulares demonstraram que a apoptose acelerada de precursores neutrófilos é a causa próxima da redução da produção de neutrófilos. As características clínicas incluem febre, mal-estar, estomatite afta, infecções da membrana mucosa e linfadenopatia. As manifestações desta doença começam geralmente na infância, mas alguns doentes sofrem da forma inicial do adulto.

Entre estes períodos de febre recorrente, úlceras da boca e infecções, os pacientes estão geralmente sem sintomas e têm um exame físico normal. [3,18]

Síndrome de SWEET

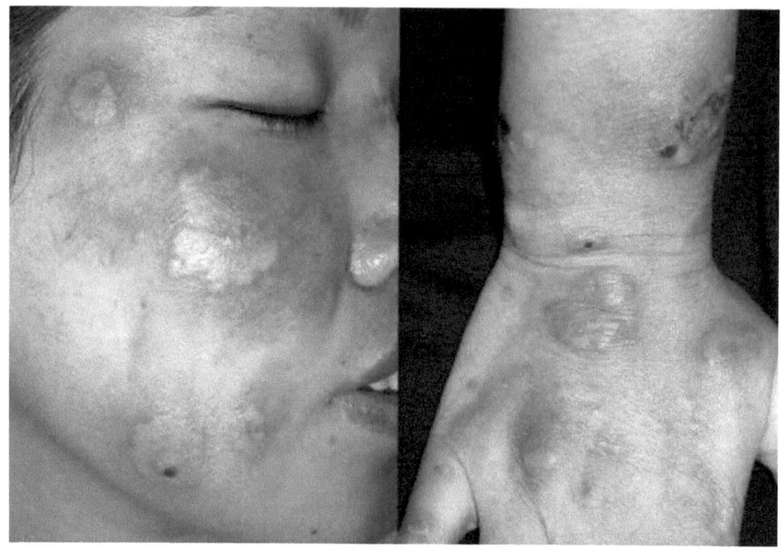

   A síndrome de Sweet (SS) foi descrita pela primeira vez por Robert Sweet em 1964 como dermatose neutrofílica febril aguda. Caracteriza-se por uma constelação de sintomas clínicos, características físicas e achados patológicos que incluem febre, neutrofilia, lesões cutâneas tenras eritematosas (pápulas, nódulos e placas), e um infiltrado difuso constituído predominantemente por neutrófilos maduros que se encontram tipicamente na derme superior. A síndrome de Sweet é classificada em três tipos principais: Clássica, paraneoplástica e induzida por fármacos. O tipo clássico é mais comum em mulheres entre os 30 e 50 anos de idade, é frequentemente precedido por infecção do tracto respiratório superior e pode estar associado a doença inflamatória intestinal e gravidez. O tipo paraneoplásico está geralmente associado a malignidade hematogénica principalmente, leucemia mielogénica aguda. Os tumores sólidos normalmente associados são os dos órgãos geniturinários, da mama e do tracto gastrointestinal. A síndrome Sweet induzida por fármacos ocorre mais frequentemente em doentes que foram tratados com factor estimulante da granulocitoscopia, no entanto, outros medicamentos podem também estar associados. A febre é o sintoma mais comum que pode ser acompanhado por mal-estar geral, mialgia e artralgia. As manifestações cutâneas consistem em pápulas eritematosas, nódulos com aparência pseudo vesicular, por vezes coalescentes para formar placas que podem ser cravejadas com pápulas, ou dando aparência de umargetoide. Face, pescoço, membro superior e tronco são os locais normalmente envolvidos. As manifestações orais incluem estomatite afta recorrente e a sua presença deve alarmar a associação com distúrbios hematológicos. [1,3,12,18]

Síndrome de PFAPA:

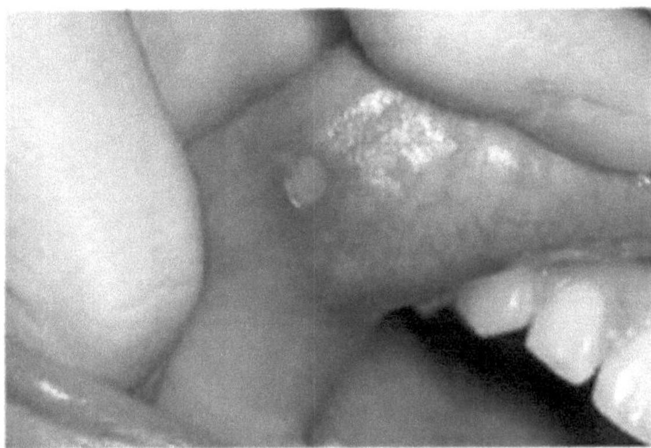

Compreende febre periódica, ulceração da mucosa oral tipo afta, faringite, e adenite cervical. Embora rara, a PFAPA tende a ocorrer em crianças pequenas e tende a ser auto-limitada e não recorrente. [3,12,18]

Doença do HIV:

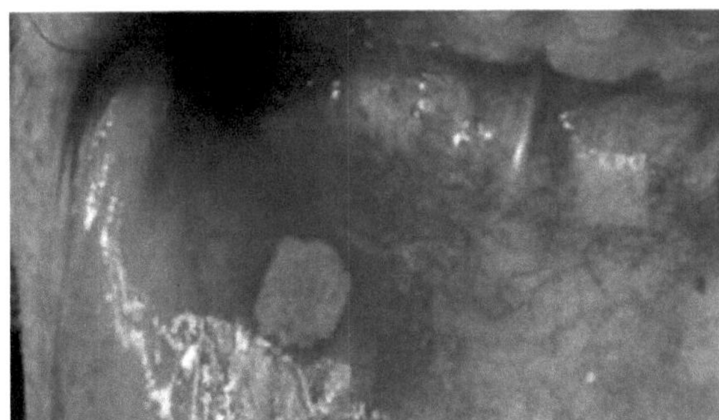

Uma ulceração semelhante à de Afthou pode ocasionalmente surgir na doença do VIH. No entanto, permanece pouco claro, se houver uma frequência significativamente elevada de ulceração oral idiopática recorrente na doença do VIH, o RAS ocorre mais frequentemente, dura mais tempo e causa mais sintomas dolorosos do que em indivíduos saudáveis e é um achado comum em crianças seropositivas. O RAS é normalmente um achado tardio em doentes com SIDA com contagem de linfócitos CD4+ inferior a 100 células / mm3, mas pode ocasionalmente ser um sinal de infecção pelo VIH. [10]

A doença de Crohn:

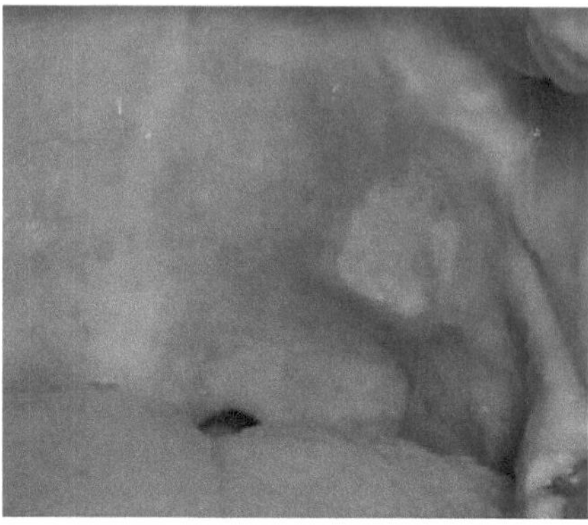

A ulceração tipo afta pode ser uma característica de doenças inflamatórias intestinais como a doença de Crohn e a colite ulcerosa. Esta ulceração pode reflectir deficiências hematénicas associadas. Enquanto alguns investigadores acreditam que a inflamação das glândulas salivares menores é a causa destas úlceras orais. Aproximadamente 10% dos doentes com a doença de Crohn têm úlceras da mucosa oral, e as manifestações orais precedem ocasionalmente os sintomas intestinais.

Gestão

Inspirando-se nos esforços sinceros feitos por vários cientistas, para determinar a etiologia e patogenia exactas da estomatite de Afthous, vários aspectos desta entidade da doença permanecem ainda enigmáticos. Como é extremamente difícil determinar a causa exacta da lesão, o seu tratamento torna-se também uma experiência frustrante para o clínico. Até agora, ainda não foi possível obter uma cura completa da doença. Daí que o principal objectivo do clínico seja dirigido para o alívio do sintoma e redução da duração e servidoridade das úlceras.

Uma abordagem gradual para a gestão e tratamento dos pacientes com estomatite afta recorrente pode ser conseguida da seguinte forma:[35]

PASSO 1: História e diagnóstico da doença.

PASSO 2: Eliminação de fontes prováveis de traumatismos da mucosa.

PASSO 3: Investigações de deficiências/anormalidades dietéticas e hematológicas.

PASSO 4: Investigações sobre factores alimentares e alergias.

PASSO 5: Investigação de factores prejudiciais.

PASSO 6: Investigação de factores psicológicos.

PASSO 7: Instituição de tratamento em função do resultado das investigações acima mencionadas.

PASSO 1: HISTÓRIA E DIAGNÓSTICO

A fim de identificar os factores predisponentes e precipitantes e de determinar a causa exacta da lesão, deve ser feito um historial adequado dos doentes. Deve ser dada especial atenção à idade de aparecimento das úlceras, ao seu local de ocorrência e à sua frequência e duração. Deve ser determinada a possível relação destas úlceras com outras doenças, traumas, factores psicológicos, menstruação e condições estressantes. Deve ser obtido um histórico cuidadoso do caso para determinar qualquer tipo de reacção alérgica a determinados alimentos e também deve ser obtido um histórico familiar detalhado.

Uma história médica detalhada deve ser tomada não só para excluir factores predisponentes como a doença de crohn ou celíaca e a neutropenia cíclica, mas também para excluir a síndrome de behcet.

Uma vez feito o diagnóstico de estomatite afta recorrente, o paciente deve ser breve mas adequadamente informado da natureza do problema e deve ter a certeza de que no futuro a lesão não mudará para uma doença que ameaça a vida.

ETAPA 2: IDENTIFICAÇÃO E ELIMINAÇÃO DOS FACTORES LOCAIS

O alisamento profilático das cúspides afiadas, a restauração de dentes cariados e fracturados, a correcção de aparelhos protéticos e ortodônticos afiados e mal adaptados serão benéficos. A técnica correcta de higiene oral deve ser ensinada ao paciente, uma vez que o trauma devido a uma escovação dentária vigorosa tem sido implicado como factor precipitante. Quando a úlcera é muito dolorosa e a escovação do dente se torna difícil durante vários dias, o paciente é aconselhado a usar colutório de clorohexidina aquosa a 0,2%.

Hábitos como a mastigação de objectos cortantes devem ser desencorajados. Os alimentos duros devem ser evitados, pois podem actuar como factores precipitantes. Os alimentos ácidos devem ser eliminados da dieta, pelo menos durante o período experimental.

Nos casos em que há fortes suspeitas de trauma como causa precipitante, mas em que não se verificam melhorias, independentemente da abordagem acima referida, deve ser considerada a falta de cumprimento por parte do paciente ou a probabilidade de auto lesão.

ETAPA 3: INVESTIGAÇÕES HEMATOLÓGICAS E OUTRAS

Foi recomendado que todos os pacientes com estomatite afthous recorrente fossem rastreados para possíveis estados de carência.14,9% dos pacientes com estomatite afthous recorrente foram considerados deficientes em ácido fólico, vitamina B12 ou ferro e a correcção destas deficiências resultou numa resposta favorável. Se a investigação revelar um tipo particular de deficiência, a sua etiologia deve ser identificada antes de se empregar a terapia correctiva. O exame hematológico deve incluir a estimativa da concentração de hemoglobina, índices de eritrócitos, contagem diferencial de leucócitos, soro e folato de eritrócitos, vitamina B12 do soro e ferritina do soro.

A **biopsia incisional ou excisional** de úlceras só é recomendada em casos de incerteza, em que se suspeite da presença de uma doença oral que produza úlceras ou malignidade. As características microscópicas do RAS são inespecíficas. Embora seja provável que os macrófagos participem em todas as fases do processo inflamatório, ainda não foram adequadamente estudados para estabelecer definitivamente o seu papel na patogénese dos SRA. Num estudo histopatológico de RAS, Schroedere et al [35] encontraram a presença de numerosos macrófagos carregados com fagolissomas contendo resíduos de granulócitos neutrófilos, implicando que os macrófagos funcionam principalmente para limpar o tecido dos restos de neutrófilos. Os mastócitos (MCs) têm a capacidade de fornecer numerosos mediadores e têm sido considerados há muito tempo como potencialmente importantes nos eventos inflamatórios no RAS. Num estudo histopatológico envolvendo a coloração Alcian blue/Safranin das lesões MiRAU,[36]Dolby AE 1969 descobriu que a contagem de MC nos primeiros 2 dias não diferia da da mucosa bucal normal, mas houve uma redução de aproximadamente 50% na contagem de MC nas lesões com mais de 48 h de duração. Em contraste, Lehner T [37] notou um aumento do número de MC nos três tipos de RAS (forma menor, maior e herpetiforme).

ETAPA 4: INVESTIGAÇÕES DE FACTORES ALIMENTARES E ALERGIAS

Várias abordagens têm sido utilizadas num esforço para detectar um determinado item dietético associado à estomatite afta recorrente. Por vezes, uma simples dieta alimentar ajudará a identificar um factor dietético, especialmente se o alimento implicado for tomado com pouca frequência. Muitas vezes a procura de um factor dietético é complexa e requer a utilização de uma dieta de eliminação. Em aproximadamente 3% dos pacientes que sofrem de estomatite afta recorrente, foi revelada uma enteropatia sensível gulosa através de testes hematológicos.

ETAPA 5: INVESTIGAÇÕES DE DESEQUILÍBRIO PREJUDICIAL

Algumas mulheres com estomatite afta recorrente relacionada com a menstruação são controladas por uma terapia harmónica adequada. Em caso de presença de um desequilíbrio harmónico patológico, a paciente deve ser encaminhada para um médico especialista para a sua gestão.

PASSO 6: INVESTIGAÇÕES DE FACTORES PSICOLÓGICOS

O stress mental e certos traços de personalidade são considerados como factores precipitantes na estomatite afta recorrente. As tendências masoquistas como as mordidas auto-infligidas devem ser avaliadas e o paciente deve ser encaminhado para um psiquiatra para a gestão adequada destas condições.

PASSO 7: TRATAMENTO

A literatura descreve diferentes abordagens para a gestão do RAS. Como primeira consideração, descreveremos as recomendações sobre a forma como estes pacientes devem ser tratados na clínica dentária. [38]

Um primeiro requisito é uma história clínica completa e detalhada. Alguns autores recomendam medidas complementares, como uma análise completa do sangue, incluindo a contagem de eritrócitos, ácido fólico, ferritina e vitamina B12, com o objectivo de descartar possíveis causas sistémicas subjacentes (deficiências vitamínicas, doença gastrointestinal, síndrome de Behcet, deficiências imunitárias) - particularmente no caso de adultos que sofrem surtos súbitos de SAR, em doentes com afetas importantes, ou quando existem também lesões noutras partes do corpo. [39] Devido à relação entre SAR e deficiências vitamínicas, alguns autores como Volkov et al. [41] relataram que o tratamento com vitamina B12, além de simples, barato e de baixo risco, se revela eficaz na aplicação a SAR, mesmo independentemente dos níveis séricos de vitamina B12 do paciente. Outros investigadores, como Baccaglini et al. relataram resultados semelhantes [42]. O tratamento com 2 g de vitamina C por dia durante três meses também se mostrou eficaz, como no estudo publicado por Yasui et al. [43], que documentaram uma diminuição de pelo menos 50% na frequência de surtos de EAR com tal terapia. Contudo, outros autores consideram que os suplementos diários multivitamínicos não conseguem reduzir nem o número nem a duração dos surtos de EAR, e por isso consideram que os médicos não devem recomendar tais suplementos numa base de rotina como tratamento preventivo [44].

O tratamento prescrito deve ser condicionado à gravidade da doença (dor), ao historial médico do paciente, à frequência dos surtos, e à tolerância do paciente à medicação [42].

Para ajudar o profissional a determinar as estratégias de gestão, Scully C et classificou o RAS em três apresentações clínicas: tipo A, tipo B, e

tipo C. [3]

Tipo A

Os episódios recorrentes de estomatite afta que duram apenas alguns dias, ocorrendo apenas algumas vezes por ano, são classificados como de tipo A. Neste cenário, a dor é tolerável. O médico deve tentar identificar o que precipita as úlceras, o que o doente utiliza para as tratar, e a eficácia desse tratamento. Se for eficaz e seguro, o prestador de cuidados de saúde (HCP) deve encorajar o doente a continuar o tratamento. Se for identificado um factor ou factores precipitantes, o HCP deve tentar eliminá-lo primeiro. Por exemplo, se houver suspeita de RAS induzido por trauma, o HCP pode sugerir uma escova de dentes mais macia e uma escovagem mais suave. A medicação pode não ser indicada.

Tipo B

O RAS doloroso de cada mês, com duração entre três e 10 dias, é do tipo B. Neste cenário, o paciente pode ter alterado a dieta e os hábitos de higiene oral devido à dor. Se um factor precipitante puder ser identificado - por exemplo, higiene oral, stress, trauma, ou dieta - alternativas ou remédios devem ser discutidos com o paciente. É imperativo identificar os doentes que apresentam sintomas pródromos, tais como formigueiro ou inchaço, porque o doente pode utilizar corticosteróides (se estes lhe forem indicados) na fase pródroma para abortar os ataques. O tratamento inclui frequentemente a utilização de um colutório com clorexidina (sem base alcoólica) e um pequeno curso de corticosteróides tópicos assim que as úlceras aparecem. Devido ao consistente padrão recorrente, estes pacientes podem necessitar de um protocolo de tratamento de manutenção. Regimes alternativos incluem dexametasona 0,05 mg / 5 ml (enxaguar e cuspir três vezes por dia) ou um corticosteróide tópico de alta potência, como a pomada de clobetasol 0,05% em Orabase (1:1) (Colgate Oral Pharmaceuticals, Canton, Mass.) ou a pomada de fluocinonida 0,05% em Orabase (1:1) se a úlcera voltar a aparecer no mesmo local, usada três vezes por dia. Se forem utilizados corticosteróides, os doentes devem ser monitorizados quanto à superinfecção por leveduras. Em pacientes com má higiene oral, a ajuda profissional de um higienista dentário deve ser considerada uma vez curadas as úlceras. Em pacientes com RAS recalcitrantes, pode ser necessário um pequeno curso de terapia sistémica com corticosteróides, nunca excedendo mais de 50 mg por dia (de preferência de manhã) durante 5 dias. Este curso de tratamento é melhor deixado a um médico ou especialista em medicina oral.

Tipo C

RAS tipo C envolve cursos dolorosos e crónicos de RAS nos quais, quando uma úlcera cicatriza, outra se desenvolve. Estes doentes são melhor tratados por um especialista em medicina oral, que frequentemente utilizará corticosteróides tópicos potentes, corticosteróides sistémicos, azatioprina, ou outros imunossupressores tais como dapsona, pentoxifilina, e por vezes talidomida. Além disso, especialistas em medicina oral podem administrar injecções intralesionais de um corticosteróide como a betametasona, dexametasona, ou triamcinolona para melhorar ou impulsionar a resposta local, permitindo assim um tratamento sistémico mais curto. Em pacientes com má higiene oral, deve ser considerada a ajuda profissional de um higienista dentário.

De acordo com Abdulrahman et al,[35] os **objectivos primários** da terapia de RAS são o alívio da dor, a redução da duração da úlcera, e a restauração da função oral normal. Os objectivos secundários incluem a redução da frequência e gravidade da recidiva e a manutenção da remissão. O melhor tratamento deve controlar as úlceras durante o período mais longo com o mínimo de efeitos secundários. A abordagem do tratamento é determinada pela gravidade da doença (dor), o historial médico do paciente, a frequência dos surtos e a capacidade do paciente de tolerar a medicação. Em todos os pacientes em RAS, é importante excluir factores predisponentes e tratar quaisquer desses factores, sempre que possível, antes de introduzir uma terapia mais específica. [45] As formas de terapia variam desde a aplicação tópica até à administração sistémica de fármacos, e mesmo as mais recentes tecnologias de ultra-sons já foram experimentadas. O tratamento a ser iniciado depende praticamente da gravidade das úlceras e das condições climatéricas associadas a qualquer doença sistémica. [46]

Terapia tópica

Os agentes temáticos são a primeira escolha de gestão para a UAR. São baratos, eficazes, seguros e facilmente disponíveis. [35]

Anestésicos e Analgésicos locais:

2% de lidocaína é comprovadamente eficaz no alívio da dor associada à úlcera aftosa recorrente (RAS), mas a combinação de adrenalina (1:8000) aumenta ainda mais o período de alívio da dor que permite ao paciente ter tempo suficiente para tomar as refeições. O paciente é instruído a aplicar 2 a 3 gotas directamente sobre a superfície da úlcera e pedir para manter a boca aberta. [45] Lidocaína como gel contendo 2% (Gelicaine 2% gel, Xylocaine 2% gel), ou como spray (Xylocaine pump spray), polidocanol como pasta (Solcoseryl adhesive dental paste), e benzocaína sob a forma de pastilhas (Anaesthesin lozenges) podem ser utilizados. [47,48]

Terapias Anti-sépticas:

A lavagem da boca aquosa com **gluconato de clorexidina** pode ser de algum benefício na gestão do RAS. Estudos mostram que reduz a duração das úlceras mas não pode evitar a recorrência de úlceras. É geralmente utilizado como lavagem bucal 0,2% p/p (peso por peso), mas o gel 0,1% p/p ou gel de 1% também pode ser benéfico. [49]

Listerine

Estudos mostraram que o uso regular de Listerine como enxaguamento bucal durante 6 meses reduz a incidência de úlcera apthous recorrente, diminui a duração e recorrência de RAS. [50]

Antimicrobianos tópicos:

Uma medida mais eficaz no alívio dos sintomas causados por uma infecção secundária é a aplicação de antibióticos tópicos. Um colutório contendo tetraciclina (dissolver cápsula solúvel de tetraciclina 250 mg em 5-10 ml de água e enxaguar) ou clortetraciclina é muitas vezes altamente eficaz na redução da dor causada por [51] ulcerações graves.

Outros antibióticos tais como aureomicina (contendo 3% de clortetraciclina), doximicina, minociclina (solução aquosa 0,2%), penicilina G (50 mg de penicilina G troches de potássio) provaram ser eficazes na gestão destas úlceras. Também as preparações contendo clorhexidina (0,2% p/p de enxaguamento bucal ou um gel a 1%) são também úteis no alívio dos sintomas. [52]

Agentes Anti-Inflamatórios Tópicos:

Amlexanox:

A pasta tópica de 5% de Amlexanox com actividades antialérgicas e anti-inflamatórias provou ser clinicamente segura e eficiente em vários estudos clínicos para a gestão de RAS. [53,54]

Sucralfate

O sucralfato tópico é eficaz no tratamento de ulcerações RAS quando administrado a 5ml, 4 vezes/dia. O sucralfato exerce um efeito calmante sobre as lesões ao aderir aos tecidos da membrana mucosa e ao formar uma barreira protectora no local afectado. Este fármaco é normalmente utilizado no tratamento de úlceras pépticas. [55]

Corticosteróides tópicos:

Os esteróides tópicos são reservados para casos que demonstrem sucesso inadequado devido à combinação de anestésicos locais e agentes anti-inflamatórios. Os corticosteróides, pela sua acção anti-inflamatória, modificam, de forma pouco significativa, o progresso da ulceração em todas as fases. [46]Os medicamentos mais comummente adoptados para aplicação oral local em RAS são o hemisuccinato de hidrocortisona como pastilhas de 2,5 mg e o acetonido de triamcinolona numa pasta adesiva contendo 0,1% do esteroide. [56]

Pode ser utilizado um espectro de diferentes corticosteróides tópicos; todos podem reduzir os sintomas sem supressão adrenal. Poucos agentes estão actualmente disponíveis no novo sistema de administração de medicamentos, que foi concebido para se fixar firmemente ao muco húmido e em movimento, formando uma película protectora sobre a úlcera, levando a um alívio mais rápido da dor e a uma cura rápida. A pasta deve ser aplicada 2-3 vezes por dia. Outros corticosteróides tópicos incluem: Triamcinolona acetonida, Clobetasol Propionato 0,05%, Fluocinionida 0,05%. [57,58]

A combinação de um anestésico local durante o dia (por exemplo, gel Dynexan A) e pasta adesiva de triamcinolona durante a noite provou ser muito eficaz. Crispian Scully afirmou que a maioria dos doentes com SAR pode ser gerida satisfatoriamente com os esteróides tópicos. Estes, quando utilizados por um curto período, têm um perfil muito seguro e devem ser a primeira linha de tratamento para a estomatite afta recorrente. [59] Também recentemente está a ser utilizado o colutório Betnesol, é um comprimido de fosfato de sódio betametasona 500 mcg dissolvido em 10 ml de água e utilizado como colutório durante 3 minutos, sendo depois descartado. É administrado quatro vezes por dia (QID) na presença de úlceras e duas vezes por dia (BID) entre ataques de úlceras. [60]A estudo de 3 meses de Tappuni et al. [61] comparou o colutório betnesol (quatro vezes por dia) com o colutório betnesol mais comprimidos de colchicina 0,5 mg por dia. Utilizando um sistema de classificação da gravidade da úlcera (USS), os autores mostraram uma melhoria significativa no USS da maioria dos pacientes do grupo betnesol, bem como no tratamento combinado de colchicina mais betnesol.

O tratamento de longo prazo com corticosteróides pode afectar negativamente a saúde oral, levando à candidíase oral. Os esteróides actuam de múltiplas formas para inibir o sistema imunitário e por isso a sua utilização está associada a um aumento da susceptibilidade à infecção. Quanto maior a dose e maior a utilização de esteróides, maior o risco de infecções por leveduras. Assim, a manutenção da saúde oral e o controlo dentário regular é aconselhado aos pacientes que recebem esteróides de longa duração para verem quaisquer alterações no estado de saúde oral e estimarem os factores de risco associados à candidíase oral.

Corticosteróides intralesional:

As injecções submucosais locais podem reduzir substancialmente a dor e inflamação. A injecção intralesional de acetonida de triamcinolona 0,1 - 0,5 ml /lesão pode ser injectada no tecido submucoso directamente abaixo da úlcera. A dose e distribuição podem ser aumentadas para lesões grandes. A pré-medicação com anestesia tópica pode reduzir o desconforto. [58]

Preparativos Over The Counter (OTC):

Estão disponíveis várias prescrições e preparações tópicas, como Saltwater Solution e Sodium Bicarbonate, 7% de ácido tânico em álcool desnaturado (Zilactin),

Cânfora e fenol em 90% álcool (Cold Sore Lotion),sulfato de cobre, iodo, iodeto de potássio e álcool a 1,5% (ORA-5),   10%   álcool   benzílico   e antimicrobiano enxaguar a boca como Listerine. [62]

Tratamentos herbais:

Vários tratamentos herbais tópicos mostraram eficácia como terapias alternativas, incluindo gel de aloé vera, gelatina de berberina, Yunnan baiyao, Myrtus communis e óleo cítrico com sais de magnésio· Todas estas terapias tópicas à base de ervas têm sido utilizadas apenas para o tratamento de RAS menores. [35]

Agentes Imunomoduladores:

Os agentes imunomoduladores tópicos não baseados em corticosteróides, que têm sido sugeridos como sendo de algum benefício na gestão do RAS incluem a zelastina, alfa-2-interferão humano em creme, ciclosporina tópica, gel tópico 5-(PGE2). [59]

Fisioterapia

As terapias físicas sugeridas incluem a   remoção   cirúrgica, desbridamento ou ablação a laser de úlceras, ultra-sons de baixa intensidade, cautério químico. [46]

Terapia laser

A terapia laser é talvez um dos tratamentos mais intrigantes. Estudos têm demonstrado que a terapia laser da maioria das apthae alivia imediatamente a dor, acelera a cura e reduz a recorrência. As limitações incluem a expensividade e a formação especializada necessária para as operar. Os pacientes que têm doenças graves ou recorrência frequente podem beneficiar do encaminhamento para um centro de tratamento a laser ou especialista. [63]

Nitrato de prata

A controvérsia continua a rodear a aplicação de nitrato de prata. A terapia promove a mudança da lesão para uma queimadura. Alguns estudos revelaram uma diminuição da gravidade da dor. No entanto, nenhum demonstrou encurtar o tempo de cura. São necessários estudos adicionais e de grande envergadura antes que esta terapia possa ser recomendada em < -45

base de rotina.

Terapia de ultra-sons

A aplicação bi-diária de ultra-sons médicos de baixa intensidade pode ter um modesto efeito benéfico nas UAR. Contudo, como tratamento com laser, a ultra-sonografia não é rentável nem para uso prático por parte do médico comum. [64]

Excisão

Uma das terapias mais controversas envolve a remoção de espécimes de biopsia de lesões como modalidade terapêutica, quando as lesões traumáticas são menos dolorosas e cicatrizam mais rapidamente do que as úlceras apthous. Dados limitados apoiam esta prática, e não pode ser recomendada. [61]

Terapia sistémica

Para as ulcerações graves e constantemente recorrentes, podem estar associadas a doença sistémica ou síndrome, a gestão tópica da URA pode não ser suficiente. [46] Nestes casos, são utilizados medicamentos sistémicos. Os principais objectivos das terapias sistémicas são reduzir a frequência das recidivas e minimizar a duração das úlceras. [65]

Supressão Imunológica e Inflamatória:

Esteróides sistémicos

Os corticosteróides sistémicos são utilizados como tratamento de resgate em doentes com exacerbação aguda. A prednisolona oral ou o seu equivalente, 10-30mg/dia durante até 1 mês, pode ser administrada durante um surto. Para evitar a supressão adrenal, a prednisolona pode ser administrada em doses elevadas para terapia de curta duração ou terapia de busto em que 40 a 60 mg são administrados ao doente como dose única matinal durante não mais de 10 a 12 dias. [58]

Dapsone

É um antioxidante que exerce os seus efeitos principalmente através da supressão da migração das células inflamatórias. A dapsona é um fármaco eficaz de segunda linha para o tratamento sistémico de RAS. Uma dose de 100-150 mg/dia pode ser utilizada para aphthae oral e genital. Hemólise, meta-hemoglobulinemia e agranulocitose são efeitos secundários graves que podem ocorrer. [66,67]

Clorambucil e Ciclofosfamida

(Agentes alquilantes):

A terapia com agentes alquilantes como o clorambucil e a ciclofosfamida deve ser reservada para os casos graves de afthosis. Em geral, o clorambucil (leucerano) é administrado inicialmente numa dose de 6 a 8 mg/dia. Com uma dose de manutenção de 2 mg/dia, a ausência completa de lesões com clorambucil como monoterapia pode ser alcançada. [46]

Ciclosporina (inibidores de calcineurina):

A terapia com ciclosporina numa dose de 3 a 6 mg/kg/dia foi considerada eficaz em cerca de 50% dos doentes com afótese recorrente, quer como monoterapia, quer em combinação com esteróides, para alcançar um efeito anti-inflamatório mais elevado. A sua utilização é absolutamente contra-indicada em mulheres amamentadoras. A gravidez e a insuficiência renal são consideradas contra-indicações relativas. [52,58]

Colchicina

A colchicina é um agente anti-inflamatório que limita a actividade leucocitária ligando-se à beta-Tubulina, uma proteína microtubular celular, e portanto inibindo a polimerização proteica. Embora a colchicina seja geralmente bem tolerada, os eventos adversos gastrointestinais mais frequentes incluem náuseas, diarreia, vómitos e dores abdominais. A colchicina a 1,5 mg/dia durante 3 meses mostrou uma melhoria significativa das úlceras em mais de dois terços dos doentes. [35,58]

Azatioprina (Imuran)

Azatioprina como monoterapia ou em combinação com outros imunossupressores, administrada numa dosagem de 1 a 2 mg/kg/dia (50-150 mg/dia), demonstrou reduzir a incidência, frequência e gravidade da afta oro-genital grave. [58] A gravidez, lactação, depressão grave da medula óssea, anomalias da função hepática, úlceras pépticas e insuficiência renal são as principais contra-indicações.

Talidomida:

A talidomida inibe a produção de várias citocinas como resultado dos seus efeitos sobre os linfócitos T, monócitos e células polimorfonucleares e

inibe selectivamente a produção de TNF. Devido aos seus efeitos potencialmente graves teratogénicos e neurológicos, a talidomida foi inicialmente utilizada apenas em doentes seropositivos com úlceras recorrentes. No entanto, devido aos seus bons resultados no controlo da recorrência da afitose, está agora a ser utilizada em doentes seropositivos com úlceras aftosas graves ou recalcitrantes. [68] A terapia com talidomida (acções anti-TNF-a), provou ser eficaz em doses baixas de 50 mg/dia contra os principais tipos de RAS e úlceras oro-genitais. As doses habituais são de 100 a 300 mg/dia. A terapia é restrita a casos particulares devido à teratogenicidade e efeitos adversos, tais como neuropatia periférica. [69]

Aperfeiçoamento Imunológico:

O Levamisole é um agente imunopotenciador que demonstrou a capacidade de normalizar a relação célula CD4+/CD8+ e melhorar os sintomas em doentes com úlceras afetas recorrentes (UAR). Sete ensaios clínicos controlados por placebo avaliaram a eficácia e segurança do levisole em doentes com UAR. Quatro dos estudos mostraram uma redução na frequência e duração das úlceras afetas durante o tratamento com levamisole, com as recidivas de úlceras a diminuir para metade em até 43% dos doentes. [70] A dosagem de 10-15-mg/dia durante 2-3 meses pode reduzir a dor, o número, a frequência e a duração da úlcera. Efeitos adversos como náuseas, hiperemia, dispepsia e agranulocitose limitam a utilização deste fármaco. [71]

Biológicos:

Infliximab: Recentemente, foi demonstrado por L. P. Robertson que o infliximab (Remicade), um anticorpo quimérico anti-TNF, é muito eficaz no tratamento de úlceras orais e genitais refratárias e recorrentes. É geralmente administrado numa dose de 5 mg/kg de peso corporal por via intravenosa em diferentes esquemas (por exemplo 2, 6 e 32 semanas após a primeira injecção). [46]

Efalizumab e Adalimumab outros agentes biológicos que são altamente eficientes e impediram completamente o desenvolvimento de aphthae. [46]

Etanercept: Etanercept (Enbrel) é um receptor recombinante solúvel em TNF que pode ser utilizado em casos de ulceração recalcitrante e recorrente numa dose de 25mg subcutaneamente duas vezes por semana. O único efeito adverso relatado é o eritema ligeiro, endurecimento e maciez no local da injecção. [46]

Outros Tratamentos:

Pentoxifilina (PTX):

A pentoxifilina é um anti-inflamatório, imunomodulador, derivado da metilxantina que bloqueia a aderência dos neutrófilos e é indicado para doenças vasculares periféricas. Também tem sido utilizada para tratar doenças infecciosas, imunodeficiência, estados hipercoaguláveis, um grupo diversificado de doenças cutâneas, e SAR. [72] A dosagem de 400mg três vezes/dia mostrou níveis de dor mais baixos, diminuição do tamanho da úlcera e redução do número durante os episódios de EAR. Devido aos seus efeitos adversos mínimos e resultados progressivos, este medicamento pode ser considerado como medicação sistémica primária no tratamento do SRA. [73]

Interferon Alfa

Interferon alfa 2a (Roferon A) e 2b (Intron A) foram utilizados com sucesso no tratamento das formas mucocutâneas da doença, resultando na remissão total ou parcial das lesões orais e genitais na maioria dos casos. [59]

Metotrexato:

O metotrexato, um análogo de ácido fólico, numa dose de 7,5 a 20 mg semanais ou 3-6mg/kg provou ser muito eficaz na afótese oro-genital grave. A administração intermitente de ácido fólico deve ser administrada após a ingestão de metotrexato. [58] A gravidez, lactação, depressão grave da medula óssea, anomalias da função hepática, úlceras pépticas e insuficiência renal são as principais contra-indicações.

5 - Aminosaliciliacida:

A aplicação de ácido aminosalicílico 5% em creme, TDS durante 14 dias deve reduzir o desconforto e a dor com pouco tempo de cura. [58]

Ácido láctico 5% de colutório:

Tem sido utilizado no tratamento de muitas lesões cutâneas. O mecanismo de acção relacionado com o aumento da secreção espontânea do factor de crescimento endotelial a partir de queratinócitos. O fármaco costumava ser prescrito 5 ml, TDS durante 15 minutos antes das refeições. Estudos mostram uma redução significativa na duração, número e dor associada da úlcera de afta. [58]

Irsogladin:

Este fármaco utilizado para o tratamento da gastrite e estudos da úlcera péptica mostraram que a irsogladina quando administrada oralmente 2 a 4 mg/dia, reduz os incrementos da contagem de úlceras e também o seu consumo regular previne a estomatite aftosa recorrente. [74]

Rebamipide: É a primeira droga antiulcerígena que aumenta as prostaglandinas endógenas na mucosa e inibe a produção de radicais livres derivados do oxigénio. Estudos mostram que esse fármaco administrado a 100 mg {comprimido}. A TID durante sete dias reduziu a contagem de afetas e diminuiu a dor com uma excelente recuperação até ao sétimo dia. [75]

Suplementação dietética

Aproximadamente 20% dos pacientes que sofrem de SAR têm uma deficiência nutricional associada que responde a uma terapia de substituição adequada de ferro, vitamina B12 e ácido fólico. [46] Um estudo recente testou a eficácia do suplemento de vitamina B12 na redução de surtos de úlcera aftosa. Num teste aleatório, duplo-cego e controlado por placebo, foram estudados 58 pacientes para determinar o efeito de 1.000 mcg de vitamina B12 sublingual em surtos de úlcera afta. [76] Os autores constataram que "a duração dos surtos, o número de úlceras e o nível de dor foram reduzidos significativamente (P>0,05) aos 5 e 6 meses de tratamento". Além disso, verificaram que 74% do grupo de tratamento alcançado não tinha úlceras no final do seu período de observação de 6 meses contra 32% no grupo de controlo. Um estudo recentemente publicado avaliou a eficácia da suplementação dietética com ácido gordo ómega 3 na educação dos sintomas de RAS e na melhoria da qualidade de vida. [77]Embora tenham sido propostas certas deficiências vitamínicas como desempenhando um papel no SAR, um grande estudo que seguiu 160 pacientes durante 1 ano não mostrou qualquer benefício na utilização de um multivitamínico diário (contendo 100% da dose diária recomendada de vitaminas essenciais) para reduzir o número de úlceras ou a frequência de surtos, quando comparado com placebo. [78]

O uso de multivitaminas não deve ser recomendado para ser usado como tratamento de úlceras. Outras terapias sistémicas incluem harmones, gamaglobulinoterapia, cimetidina, agentes ansiolíticos, azelastina e certos antioxidantes. A eficácia destas modalidades de tratamento tem ainda de ser comprovada e são necessários mais estudos. [46]

Amlexanox no tratamento da úlcera afta

Introdução:

Amlexanox é 2-amino-7-isopropil-5-oxo-5H-(1) benzopirano-(2,3-b)-ácido piridina-3-carboxílico, um agente anti-inflamatório tópico, antialérgico. [78] Tem sido utilizado clinicamente no Japão para o tratamento de doentes com asma brônquica (comprimido oral), rinite alérgica (spray nasal) e conjuntivite (colírio) há >15 anos. [79] Recentemente, A. R. Saltiel e colegas de trabalho da Universidade de Michigan descobriram que o amlexanox é um tratamento promissor para a diabetes tipo 2 e a obesidade. Mostraram que inibe duas quinases em ratos que são produzidas no fígado e gordura em resposta à inflamação causada por uma dieta rica em gordura. Os ratos obesos tratados com amlexanox perderam peso e tornaram-se menos resistentes à insulina. [80]

Amlexanox foi também desenvolvido como pasta oral tópica de 5% para o tratamento de pacientes com URA e é actualmente o único produto clinicamente comprovado aprovado pela FDA dos EUA para o tratamento de úlceras afetas. A preparação oral foi especificamente formulada para aderir à mucosa oral, limitando assim a probabilidade de que o medicamento seja esfregado ou enxaguado com saliva. [7979]

Mecanismo de Acção:

O mecanismo de acção pelo qual Amlexanox acelera a cura de úlceras afetas não foi claramente estabelecido. O Amlexanox inibe potentemente a libertação de histamina e leucotrienos dos mastócitos, basófilos e neutrófilos em cenários in vitro, possivelmente através do aumento do conteúdo de AMP cíclico intracelular em células inflamatórias, um efeito estabilizador da membrana ou inibição do influxo de cálcio. Quando administrado oralmente a animais, o Amlexanox demonstrou suprimir reacções de hipersensibilidade, tanto imediatas como retardadas; no entanto, a relevância clínica destas acções na UAR não é conhecida.

Estudos comparativos de amlexanox em úlcera aftosa recorrente:

Greer Jr RO, Lindenmuth JE, Juarez T, Khandwala A em 1993[78] realizou um ensaio duplamente cego de Amlexanox em 32 pacientes com ulcerações afetas recorrentes. Durante o período de tratamento, que durou 3 dias, os pacientes receberam ou pasta tópica placebo ou pasta de Amlexanox a 5%. A pasta foi aplicada pelo investigador duas vezes por dia durante 3 dias e uma vez no quarto dia. A eficácia foi avaliada através dos seguintes parâmetros:

> Dor medida pelos doentes marcando uma linha de 15cm entre pólos sem dor versus dor intensa.

> Eritema avaliado pelo investigador numa escala de 4 pontos, variando de nenhum a forte.

> Tamanho determinado pela medição pelo investigador das dimensões perpendiculares da úlcera.

> Uma escala de melhoria do investigador que consiste em seis pontos ordenados por ordem.

Do estudo, concluiu-se que o amlexanox é eficaz na redução do eritema da úlcera afta, dor e tamanho lesional. Não foram relatados quaisquer efeitos secundários.

Khandwala A, Van Inwegen RG, Alfano MC em 199779 avaliou a eficácia do Amlexanox em quatro ensaios aleatórios, duplo-cegos, controlados por veículo, paralelos, multicêntricos, envolvendo 1335 sujeitos. Os participantes no estudo foram instruídos a 'dab' a pasta oral sobre as suas úlceras quatro vezes por dia durante a duração do estudo ou até as úlceras terem sarado. O número e tamanho das úlceras foram medidos pelo investigador e a dor foi avaliada utilizando a escala visual analógica (EVA) pelo sujeito antes da primeira aplicação da pasta e em cada avaliação posterior. De acordo com o estudo, o amlexanox quando aplicado na fase prodromal previne a ulceração subsequente. Além disso, é bem tolerado, com um potencial de sensibilização ou irritação muito baixo ou nulo, tornando-o uma opção terapêutica útil para o tratamento da URA.

Rodriguez M, Rubio JA, Sanchez R. em 199780 realizou um estudo para comparar a eficácia de dois medicamentos de uso tópico: 5% de pasta oral Amlexanox e uma pasta preparada localmente, incluindo 0,05% de propionato de clobetsol para uso tópico, para encurtar o tempo de cura e melhorar a dor. 5% de Amlexanox ou um 0,05% de propionato de clobetasol, pectina, carboxi foi embalado em recipientes de aspecto idêntico e foi rotulado com um número de código. Depois disso, foi atribuído aleatoriamente aos participantes. Os observadores nas instituições participantes receberam formação prévia para padronizar o diagnóstico clínico e a recolha de dados. O tamanho da úlcera e a dor foram medidos no dia do tratamento 0,2 e 5. A redução da pontuação de dor da úlcera índice na escala visual analógica e a redução da área superficial da mesma lesão após o tratamento foram consideradas os principais resultados de interesse. O resultado do alívio da dor foi registado utilizando a escala de VAS. O maior diâmetro da lesão foi registado com medições efectuadas por uma régua graduada em milímetros. A partir do estudo, concluiu que ambos os tratamentos aplicados tiveram uma eficácia semelhante, uma vez que ambos aliviaram a dor e reduziram o tamanho das úlceras aftosas recorrentes. Os resultados também mostraram que o início precoce dos dois medicamentos diminuiu o total de dias de sofrimento doloroso. Durante o acompanhamento, não foram observados efeitos secundários.

Wenxia Meng et em 200981 realizaram um estudo para explorar a eficácia e segurança das películas adesivas orais Amlexanox no tratamento da estomatite afta recorrente menor. Foram recrutados e aleatorizados pacientes com pequenas úlceras de pulgas de aphthous recorrentes para películas de Amlexanox ou películas de placebo. As películas foram aplicadas consecutivamente quatro vezes por dia, durante 5 dias. O tamanho e o nível de dor das úlceras foram medidos e registados nos dias de tratamento 0, 4 e 6. Para medir o tamanho da úlcera índice, os investigadores mediram os diâmetros máximo e mínimo quando a úlcera tinha uma forma oval, utilizando uma sonda dentária calibrada com marcações milimétricas. E para avaliar a dor, foi utilizada a escala de VAS. A partir do estudo, concluíram que as películas adesivas orais Amlexanox são eficazes e seguras no tratamento de pequenas úlceras aftosas recorrentes. E na prática clínica, as películas de adesivo oral Amlexanox podem ser uma melhor escolha para os pacientes com EAR.

Molla NU, Bhujan I, Hossain S, Wahab A, Nayeem A em 201182 conduziu um estudo para comparar a eficácia entre Amlexanox 5% e a pasta oral de acetonolona triamcinolona no tratamento de úlceras afetas recorrentes. O estudo foi um ensaio clínico prospectivo, aberto e aleatório de quarenta pacientes com estomatite aftosa recorrente. Todos os casos foram diagnosticados clinicamente com base na morfologia, local e caracteres das lesões. Os pacientes foram divididos aleatoriamente em dois grupos. O grupo A recebeu 5% de pasta oral Amlexanox quatro vezes por dia durante 10 dias e foi realizado um seguimento após 10 dias, 4ª semana, 8ª semana e 12ª semana. Por outro lado, o grupo B recebeu três vezes, durante 10 dias, uma pomada oral de acetonolona triamcinolona. A eficácia foi medida medindo a dor utilizando a escala de VAS e o tamanho foi avaliado comparando o tamanho da úlcera com um gráfico mostrando 6 círculos de diâmetro crescente entre 1 e 10 mm e numerados de 1 a 6 respectivamente. Do estudo, concluiu-se que 5% de Amlexanox é eficaz apenas no campo da redução da dor do que o acetonido de triamcinolona, sem efeitos adversos.

Katti G, Divakar DD em 201183 conduziu um estudo para avaliar a eficácia do Amlexanox em comparação com o agente anestésico tópico gel de lignocaína na promoção da cura da úlcera, diminuição do número de úlceras, tamanho, eritema, resolução da dor e recorrência associada ao RAS quando aplicado topicamente. Um total de 100 pacientes com EAR menor foram voluntários no estudo. Foi realizado um exame clínico para avaliar o número, local, tamanho com sonda periodontal calibrada, eritema usando escala de eritema (0,1,2,3) e dor usando EVA de 1 a 10. Os pacientes foram então recolhidos no [3º], [6º], 9º, 30º e 60º dia, após o início do tratamento. A eficácia do tratamento em ambos os grupos foi avaliada com base na redução do número, tamanho, pontuação máxima da EVA, pontuação máxima do eritema e a recidiva no 30º e 60º dia. Do estudo, concluiu-se que o Amlexanox pode reduzir a frequência, duração e sintomas associados às úlceras afetas, sem efeitos secundários.

D D Darshan et al em 201384 conduziram para avaliar a eficácia do anti-inflamatório tópico (5% Amlexanox), juntamente com o anti-séptico tópico, analgésico, e agente anestésico na promoção da cura da úlcera, diminuição do tamanho da úlcera, eritema, apin e recorrência em RAS menores. Foi realizado um ensaio de controlo aleatório em 100 doentes com SAR. O número, tamanho, eritema e dor com a úlcera foram registados. A EVA e a escala do eritema foram utilizadas para registar a dor e o eritema. 50 pacientes do grupo de estudo receberam pasta anti-inflamatória aplicada 4 vezes por dia e o grupo de controlo de 50 pacientes recebeu anti-séptico tópico, analgésico e agente anestésico (cloreto de benzalcónio 0,01%, salicilato de colina 8,7% e cloridrato de lidocaína 2% em pasta). Os doentes foram avaliados após o [3º], [6º], 9º e no dia 30, 60º para recidiva. O estudo concluiu que o Amlexanox quando utilizado topicamente pode trazer uma melhoria considerável dos sinais e sintomas associados ao RAS. Este estudo demonstrou que, Amlexanox 5% pode reduzir o número, tamanho, eritema, dor, frequência, duração e sintomas associados às úlceras afetas sem efeitos secundários atribuídos ao fármaco.

Bhat S, Sujatha D em 201385 realizou um estudo para avaliar e comparar a eficácia e segurança de 5% de pasta oral Amlexanox no tratamento de úlceras menores recorrentes de afta e também para avaliar a taxa de recorrência de úlceras de afta durante um período de 1 ano. O estudo foi realizado em 100 pacientes aos quais foi diagnosticada a recorrência de úlceras menores de aphthous, dos quais 50 pacientes foram aconselhados a aplicar 5% de pasta oral Amlexanox directamente na úlcera 4 vezes por dia durante 6 dias e os outros pacientes receberam placebo durante a mesma duração. Os parâmetros de base foram registados na primeira visita que inclui o tamanho da úlcera, dor, eritéma e exsudação. A avaliação da eficácia e segurança foi feita na primeira visita, no $4°$ e $6°$ dia. Para medir a dor, foi utilizada uma escala visual analógica (VAS) constituída por uma linha horizontal de 10 cm entre pólos, sem dor a uma dor insuportável. Os sujeitos foram aconselhados a marcar a linha com uma linha vertical no ponto que melhor representasse o actual nível de dor da úlcera. O diâmetro máximo da úlcera foi avaliado pelo investigador com uma sonda periodontal calibrada por William no dia 0 e nos dias 4 e 6 de tratamento para avaliar os benefícios a curto prazo da intervenção, uma vez que a UAR tem uma história auto-limitada. O grau de eritema e exsudação foi avaliado numa escala de 4 pontos que varia de 0 a 3. Os índices de eficácia (EI) do tamanho da úlcera e melhoria da dor foram calculados com a seguinte fórmula (V4 e V6 referem-se aos valores medidos na visita do dia 4 e visita do dia 6, enquanto que V1 refere-se ao valor de base medido antes da entrada do estudo):

EI = ([V4 ou V6-V1] - V1) x 100%

Os EI foram avaliados numa escala de 4 escalões:

· Cicatrização: EI = 100%

· Melhoria assinalada: 100% >EI >70%

· Melhoria moderada: 70% >EI >30%

· Nenhuma melhoria: EI <30%

Do estudo, concluiu-se que a pasta oral Amlexanox é clinicamente benéfica na redução da dor, eritema, exsudação e tamanho da lesão durante um período de 1 ano.

Sanjeev Laller, Mamta Malik em 201686 conduziu um estudo para avaliar e comparar a eficácia do agente anti-inflamatório, ou seja, 5% amlexanox e agente anestésico tópico na redução do tamanho da úlcera e da dor. A eficácia de ambas as modalidades de tratamento foi avaliada com base na redução do tamanho da úlcera e da dor em diferentes períodos de tempo no $1°$ e $4°$ dia, utilizando uma sonda periodontal calibrada e uma escala de VAS. Do estudo, concluiu-se que, Amlexanox 5% pasta oral é um medicamento anti-inflamatório e antialérgico facilmente disponível e barato, demonstrou uma redução significativa na quantidade de dor e tamanho da úlcera sem quaisquer efeitos secundários. Portanto, na prática clínica, a pasta oral Amlexanox pode ser uma melhor escolha para o tratamento com RAS.

Farid Abbasi et al em 201687 realizaram um estudo para avaliar a eficácia de Amlexanox e Adocortyl no tratamento da úlcera aftosa. Um total de quarenta pacientes de aphthous foram incluídos no estudo. Os pacientes foram aconselhados a aplicar Amlexanox ou Adocortyl quatro vezes por dia durante 7 dias. A gravidade da dor e formigueiro foi medida utilizando uma escala visual análoga de 10 pontos (VAS: 0-10; 0= nenhuma dor ou formigueiro e 10= pior dor ou formigueiro possível). As pontuações foram avaliadas em um dia, três dias, cinco dias e sete dias de seguimento. A área (mm2) de ulceração foi medida por um paquímetro. Os efeitos do tratamento foram avaliados utilizando o teste de Wilcoxon Mann Whitney. A partir do estudo, concluíram que tanto Amlexanox como Adocortyl foram eficazes no alívio da dor e reduzem o tamanho da lesão durante o tratamento de úlceras afetas.

Altaf Hussain chalkoo, Bashir Ahmad Wanii em 201888 conduziu um estudo em doentes para avaliar a eficácia de Amlexanox 5% e triamcinolona 0,1% para o tratamento de úlceras afetas recorrentes. Os pacientes utilizaram estas pastas quatro vezes por dia durante 7 dias. Estes pacientes foram seguidos nos dias 0,3,5,7 e a gravidade da dor e formigueiro foi medida utilizando uma escala visual análoga de 10 pontos (EVA: 0-10; 0= nenhuma dor ou formigueiro e 10= pior dor ou formigueiro possível). As pontuações foram avaliadas em um dia, três dias, cinco dias e sete dias de seguimento. A área (mm2) de ulceração foi medida por um paquímetro. O maior diâmetro da lesão foi registado com medições efectuadas por uma régua graduada em milímetros. O estudo mostrou que tanto o Amlexanox como a triamcinolona são opções de tratamento activas para o RAS no que diz respeito à dor, formigueiro e redução do tamanho da úlcera.

Shrivastava K, Naidu G, Deshpande A, Handa H, Raghuvanshi V, Gupta M em 201889 conduziu um ensaio de controlo aleatório duplo cego para comparar a eficácia clínica do acetonido de triamcinolona tópica 0,1% e Amlexanox 5% na estomatite afta recorrente. Quarenta pacientes adultos foram avaliados quanto ao eritema, tamanho da úlcera, escores de dor e cicatrização da úlcera em três visitas de avaliação no prazo de 24 horas após a formação da úlcera, terceiro dia e quinto dia. Todos os participantes foram monitorizados quanto ao cumprimento dos protocolos de tratamento de quatro aplicações diárias de quantidade calibrada de medicamentos. O estudo concluiu que a eficácia clínica da eficácia tópica de 5% de Amlexanox é comparável a 0,1% de acetonida de triamcinolona tópica e pode ser considerada um substituto, excepto no controlo da dor. No entanto, dois participantes no grupo experimental apresentaram um aumento do eritema e da dor que poderia ser devido a uma reacção adversa aos constituintes da pasta oral de Amlexanox.

C Hemcle Shalma G e Sushmini Hegde em 201990 conduziu um estudo para comparar a eficácia do Aloe vera com 5% de pasta oral Amlexanox no tratamento de doentes com RAS menores.64 Os doentes diagnosticados com úlceras afetas recorrentes menores foram divididos aleatoriamente no Grupo A (grupo Aloe-vera gel- 32) e no Grupo B(Amlexanox pasta oral- 32). Os parâmetros da linha de base foram tomados e registados no dia da primeira visita. A redução do tamanho da úlcera, dor (pontuação VAS) e eritema foram avaliados no dia 3 e dia 7 e a taxa de recorrência da úlcera foi avaliada durante 6 meses a intervalos mensais. Os sujeitos foram instruídos que se ocorrerem quaisquer reacções alérgicas deveriam terminar a utilização de medicamentos e informar imediatamente o investigador. Para determinar o tamanho das úlceras, foi utilizada uma sonda periodontal de William calibrada com marcas milimétricas para medir o tamanho da úlcera no diâmetro máximo da úlcera. O grau de eritema foi avaliado numa escala de 4 pontos, variando de 0 a 3. A avaliação da recorrência em ambos os grupos foi feita por acompanhamento mensal quer por exame clínico quer por acompanhamento telefónico (para aqueles que não puderam vir para consulta de acompanhamento). O estudo sugere que ambos os grupos de tratamento foram considerados eficazes na cura de úlceras, reduzindo a dor e o eritema. O grupo Aloe vera, quando comparado com o grupo Amlexanox, tem uma redução significativa no tamanho da úlcera e na pontuação de VAS, revelando-se assim clinicamente benéfico no tratamento de RAS menores.

Avaliação da eficácia da amlexanox na gestão de úlceras aftosas recorrentes, de acordo com PICO:

Sr. não	Autoria	Ano	População	Intervenção	Comparação	Resultado	Efeitos secundários
1.	Greer Jr RO, Lindenmuth JE, Juarez T, Khandwala A em 199378	1993	35 pacientes com úlcera afta na faixa etária dos 18 aos 70 anos.	5° o Amlexanox	Placebo pasta tópica	amlexanox é eficaz na redução do eritema da úlcera afta, dor e	Não foram relatados efeitos secundários.
2.	Khandwala A, Van Inwegen RG, Alfano	1997	1335 sujeitos com úlceras menores aphthous mais de	5° o Amlexanox	Pasta tópica de placebo.	O Amlexanox quando aplicado na fase	Não foram relatados efeitos
3.	Rodriguez M, Rubio JA, Sanchez R. em 199780	1997	Pacientes com pelo menos 18 anos de idade queixando-se de	5°o Amlexanox pasta oral	0,05%clobetasol propionato	Ambos os tratamentos aplicados tiveram um efeito	Não foram notados efeitos secundários.
4.	Wenxia Meng et al81	2009	216 pacientes com SAR menores	Amlexanoxoral	Placebo pasta tópica	As películas adesivas orais	Não foram notados efeitos
5.	Molla NU, Bhujan I, Hossain S,	2011	40 casos com RAS.	5° o Amlexanox	Acetonida de triamcinolona	5°o Amlexanox é eficaz no campo da redução da	Não foram notados efeitos secundários.
6.	Katti G, Divakar DD em 201183	2011	100 pacientes com SAR menores	Amlexanox	Agente anestésico tópico	Amlexanox pode reduzir a frequência, duração e	Não foram notados efeitos secundários
7.	D.D Darshan et al em 201384	2013	100 pacientes com SAR	5° o Amlexanox	Anticéptica tópica . anestésico e	5° o Amlexanox pode reduzir a frequência, duração e	Não foram notados efeitos secundários
8.	Bhat S, Sujatha D em 201385	2013	100 pacientes com SAR menores	5° o Amlexanox	Placebo	A pasta oral Amlexanox é clinicamente eritema, exuadation e	Não foram notados efeitos secundários
9.	Sanjeev Laller, Mamta Malik em 201686	2016	50 doentes com úlceras de afta menor.	5° o Amlexanox	Agente anestésico tópico.	O Amlexanox pode reduzir o tamanho da úlcera e a dor associada a	Não foram notados efeitos secundários.
10.	Farid Abbasi IN	2016	40 pacientes de úlceras afetas.	Amlexanox	Adocortyl	Tanto o Amlexanox como o	Não foram notados efeitos secundários
11.	Altaf Hussain chalkoo, Bashir Ahmad Wanii em 201888	2018	36 pacientes que sofrem de úlceras afetas recorrentes entre 25 a 55 anos.	5° o Amlexanox	0.1% Triamcinolona	Tanto amlexanox como triamci nolone são opções de tratamento activo para RAS no que	Não foram notados efeitos secundários.
12.	Shrivastava K, Naidu G, Deshpande A, Handa H, Raghuvanshi V, Gupta M em 201889	2018	40 pacientes >18 e <45 anos de idade de ambos os sexos com historial de estomatite afta recorrente com pelo menos dois	5% Amlexanox	0,1%triamcinolona acetonida	5% amlexanoxis comparável a 0,1% de	dois participantes no grupo experimental apresentava um aumento de

| 13. | C Hemcle Shalma G e Sushmini Hegde em 201990 | 2019 | 64 doentes com SAR menores. | 5° o Amlexanox | Gel de Aloe-vera | O grupo Aloe vera quando comparado com o grupo Amlexanox tem uma redução significativa do | Não foram notados efeitos secundários |

| 13. | C Hemcle Shalma G e Sushmini Hegde em 201990 | 2019 | 64 doentes com SAR menores. | 5° o Amlexanox | Gel de Aloe-vera | O grupo Aloe vera quando comparado com o grupo Amlexanox tem uma redução significativa do | Não foram notados efeitos secundários |

Resumo

Dos estudos acima referidos, ficou demonstrado que o Amlexanox é o único medicamento clinicamente comprovado que foi aprovado pela FDA dos EUA para o tratamento de úlceras afetas. Devido ao seu mecanismo de acção de inibição da libertação de histamina e leucotrienos dos mastócitos, basófilos e neutrófilos, reduz o eritema e exsudação da úlcera afta, o tamanho da lesão e a dor com um bom registo de segurança. Além disso, como a pasta oral Amlexanox é fácil de usar sem qualquer sabor desfavorável e fácil de transportar com muito poucos efeitos secundários relatados, um grande número de pacientes mostrou preferência por ela em relação a outros agentes. Assim, o Amlexanox foi visto como um medicamento mais eficaz na gestão da úlcera afta e pode ser utilizado como um medicamento de primeira linha que desempenhará um papel substancial na gestão ou controlo bem sucedido da progressão desta condição.

Conclusão

A nossa literatura prova que, Amlexanox pode ser definitivamente utilizado como a primeira linha de tratamento na úlcera afta com melhores resultados quando utilizado na fase prodrómica. A eficácia e segurança do medicamento é comprovada na maioria dos ensaios clínicos, mas a prevenção da recorrência necessita de mais provas para confirmar os resultados de ensaios clínicos anteriores. Além disso, o medicamento está facilmente disponível em farmácias locais com efeitos secundários muito baixos e custo acessível. Assim, o amlexanox tópico pode ser utilizado como uma modalidade de tratamento da estomatite aftosa recorrente e tem uma enorme margem para mais investigação na gestão da úlcera aftosa.

Referências

1. Sharma D, Garg R. A Comprehensive Review on Aphthous Stomatitis, its Types, Management and Treatment Available. J Desenvolver Drogas. 2018;7(189):2.

2. Navio JA. Estomatite afta recorrente: uma actualização. Cirurgia Oral, Medicina Oral, Patologia Oral, Radiologia Oral, e Endodontologia. 1996 Fev 1;81(2):141-7.

3. Chavan M, Jain H, Diwan N, Khedkar S, Shete A, Durkar S. Estomatite afta recorrente: uma revisão. Journal of Oral Pathology & Medicine. 2012 Set;41(8):577-83.

4. Rivera C. Essenciais da estomatite afta recorrente. Relatórios Biomédicos. 2019 Ago 1;11(2):47-50

5. Khan NF, Ghafoor F, Khan AA. Patogénese da estomatite afta recorrente: uma revisão da literatura. Proceeding SZPGMI vol. 2006 Jul 15;20(2):113-8.

6. Vivek V, Nair BJ. Estomatite afta recorrente: Conceitos actuais em diagnóstico e gestão. Journal of Indian Academy of Oral Medicine and Radiology. 2011 Jul 1;23(3):232.

7. Ramanathan K. Fibrose submucosa oral - uma hipótese alternativa quanto às suas causas. Med J Malásia. 1981 Dez;36(4):243-5.

8. Scully C, Gorsky M, Lozada-Nur F. O diagnóstico e a gestão da estomatite afta recorrente: uma abordagem consensual. The Journal of the American Dental Association. 2003 Fev 1;134(2):200-7.

9. Scully C. Oral e Maxillofacial Medicine-E-Book: A Base do Diagnóstico e Tratamento. Elsevier Health Sciences; 2012 26 de Novembro.

10. Bruch JM, Treister NS. Medicina oral clínica e patologia. Humana press; 2010.

11. Ross R, Kutscher AH, Zegarelli EV, Silvers H, Piro JD. Relação de trauma mecânico com estomatite ulcerativa recorrente (aphthae). Estado de NY Dent J. 1958;24:101-2.

12. Kumar A, Ananthakrishnan V, Goturu J. Etiologia e fisiopatologia da estomatite afta recorrente: Uma revisão. International Journal of Current Research and Review. 2014 Maio 15;6(10):16.

13. Sun A, Chu CT, Wu YC, Yuan JH. Mecanismos da actividade das células assassinas naturais deprimidas em úlceras afetas recorrentes. Imunologia clínica e imunopatologia. 1991 Jul 1;60(1):83-92.

14. Sharma M, Gupta R, Singh S. Correlação do stress psicológico com estomatite afta recorrente entre estudantes de medicina dentária de uma instituição de ensino.

15. Eversole LR, Shopper TP, Chambers DW. Efeitos de agentes alimentares suspeitos na etiologia da estomatite afta recorrente. Cirurgia Oral, Medicina Oral, Patologia Oral. 1982 Jul 1;54(1):33-8.

16. Nolan A, Lamey PJ, Milligan KA, Forsyth A. Ulceração aphthous recorrente

e sensibilidade alimentar. Journal of oral patology & medicine. 1991

Nov;20(10):473-5.

17. Wardhana DE, Datau EA. Estomatite afta recorrente causada por alergia alimentar. Acta Med Indonésia. 2010 Oct;42(4):236-40.

18. Gonul M, Gul U, Cakmak SK, Kilig A. O papel da dieta em pacientes com estomatite afta recorrente. Revista europeia de dermatologia: EJD. 2007;17(1):97-8.

19. Shafer W.G. Textbook of oral pathology. W.B empresa Saunders, Igaku-shain saunders.368.

20. Marakoglu K, Sezer RE, Toker HQ, Marakoglu i. A frequência recorrente da estomatite aphthous nas pessoas que deixam de fumar. Investigações clínicas orais. 2007 Jun 1;11(2):149-53.

21. McRobbie H, Hajek P, Gillison F. A relação entre a cessação do tabagismo e as úlceras de boca. Nicotina & Investigação do Tabaco. 2004 Ago 1;6(4):655-9.

22. Campo EA, Allan RB. Ulceração oral-aetiopatogénese, diagnóstico clínico e gestão na clínica gastrointestinal. Farmacologia e terapêutica alimentar.

2003 Nov;18(10):949-62.

23. Scully C, Gorsky M, Lozada-Nur F. O diagnóstico e a gestão da estomatite afta recorrente: uma abordagem consensual. The Journal of the American Dental Association. 2003 Fev 1;134(2):200-7.

24. Miller MF, Garfunkel AA, Ram C, Ship II. Padrões de herança em úlceras afetas recorrentes: dados de gémeos e pedigree. Cirurgia Oral, Medicina Oral, Patologia Oral. 1977 Jun 1;43(6):886-91.

25. Lehner T. Autoimunidade em doenças orais, com especial referência à ulceração oral recorrente.

26. Donatsky O. Comparação da imunidade celular e humoral contra antigénios estreptocócicos e da mucosa oral humana adulta em relação à exacerbação da estomatite aftosa recorrente. Acta Pathologica Microbiologica Scandinavica Secção C Imunologia. 1976 Nov;84(4):270-82.

27. Hoover CI, Olson JA, Greenspan JS. Respostas humorais e reactividade cruzada aos estreptococos viridianos em ulceração aphthous recorrente. Journal of dental research. 1986 Ago;65(8):1101-4.

28. Hasan A, Childerstone A, Pervin K, Shinnick T, Mizushima Y, Van der Zee R, Vaughan R, Lehner T. Reconhecimento de um epitópo único de peptídeo da proteína 65-60 micobacteriana e da proteína de choque térmico humana por células T de doentes com úlceras orais recorrentes. Imunologia Clínica e Experimental. 1995 Mar;99(3):392-7.

29. Birek C, Grandhi R, McNeill K, Singer D, Ficarra G, Bowden G. Detecção de Helicobacter pylori em úlceras de aphthous oral. Journal of oral patology & medicine. Maio de 1999;28(5):197-203.

30. Elsheikh MN, Mahfouz ME. Prevalência de ADN de Helicobacter pylori em ulcerações afetas recorrentes nos tecidos linfóides associados à mucosa da faringe. Arquivos de Otorrinolaringologia - Cirurgia do Cabeço e do Pescoço. 2005 Set 1;131(9):804-8.

31. Swain N, Pathak J, Poonja LS, Penkar Y. Factores etiológicos da estomatite aftosa recorrente: Uma perplexidade comum. J Dente de Contexto. 2012 Set;2(3):96-100.

32. Kozlak ST, Walsh SJ, Lalla RV. Redução da ingestão alimentar de vitamina B12 e folato em doentes com estomatite afta recorrente. Journal of oral

patology & medicine. 2010 Maio;39(5):420-3.

33. Carrozzo M. Vitamina B12 para o tratamento da estomatite afta recorrente. Odontologia baseada em provas. 2009 Dez;10(4):114.

34. Yasui K, Kurata T, Yashiro M, Tsuge M, Ohtsuki SI, Morishima T. O efeito do ascorbate na estomatite afta recorrente menor. Acta Paediatrica. 2010 Mar;99(3):442-5.

35. Lehner T. Autoimunidade em doenças orais, com especial referência à ulceração oral recorrente.

36. Dolby AE, Allison RT. Mudanças quantitativas na população de mastócitos na aphthae oral recorrente de Mikulicz. Journal of dental research. 1969 Set;48(5):901-3.

37. Natah SS, Konttinen YT, Enattah NS, Ashammakhi N, Sharkey KA, Hayrinen-Immonen R. Úlceras afins recorrentes hoje: uma revisão do crescente conhecimento. Revista internacional de cirurgia oral e maxilofacial. 2004 Abr 1;33(3):221-34.

38. Belenguer-Guallar I, Jimenez-Soriano Y, Claramunt-Lozano A. Tratamento da estomatite aftosa recorrente. Uma revisão bibliográfica. Journal of clinical and experimental dentistry. 2014 Abr;6(2):e168.

39. Chavan M, Jain H, Diwan N, Khedkar S, Shete A, Durkar S. Estomatite afta recorrente: uma revisão. Journal of Oral Pathology & Medicine. 2012 Set;41(8):577-83.

40. Liang MW, Neoh CY. Afótese oral: lacunas na gestão e avanços recentes. Ann Acad Med Singapura. 2012 Oct 1;41(10):463-70.

41. Volkov I, Rudoy I, Freud T, Sardal G, Naimer S, Peleg R, Press Y. Eficácia da vitamina B12 no tratamento da estomatite afta recorrente: um ensaio aleatório, duplo-cego, controlado por placebo. J Am Board Fam Med. 2009 Jan 1;22(1):9-16.

42. Baccaglini L, Lalla RV, Bruce AJ, Sartori-Valinotti JC, Latortue MC, Carrozzo M, Rogers III RS. Lendas urbanas: estomatite afta recorrente. Doenças orais. 2011 Nov;17(8):755-70.

43. Yasui K, Kurata T, Yashiro M, Tsuge M, Ohtsuki SI, Morishima T. O efeito do ascorbate na estomatite afta recorrente menor. Acta Paediatrica. 2010

Mar;99(3):442-5.

44. Lalla RV, Choquette LE, Feinn RS, Zawistowski H, Latortue MC, Kelly ET, Baccaglini L. Terapia multivitamínica para a estomatite afta recorrente: um ensaio aleatório, com dupla marcação, controlado por placebo. The Journal of the American Dental Association. 2012 Abr 1;143(4):370-6.

45. Tarakji B, Gazal G, Al-Maweri SA, Azzeghaiby SN, Alaizari N. Directriz para o diagnóstico e tratamento da estomatite afta recorrente para dentistas. Journal of international oral health: JIOH. 2015 Maio;7(5):74.

46. Puri N, Gill JK, Kaur H, Kaur N, Kaur J. Estomatite aftativa recorrente: Gestão terapêutica desde os tópicos tópicos até aos sistémicos. Journal of Advanced Medical and Dental Sciences Research. 2015 Abr 1;3(2):165.

47. Campo EA, Allan RB. Ulceração oral-aetiopatogénese, diagnóstico clínico e gestão na clínica gastrointestinal. Farmacologia e terapêutica alimentar. 2003 Nov;18(10):949-62.

48. Kerr AR, Drexel CA, Spielman AI. A eficácia e segurança de 50 mg de penicilina G troches de potássio para úlceras aftosas recorrentes. Cirurgia Oral, Medicina Oral, Patologia Oral, Radiologia Oral, e Endodontologia. 2003 Dez 1;96(6):685-94.

49. Piccione N. Utilização de clorhexidina na terapia de algumas doenças estomatológicas. Minerva stomatologica. 1979;28(3):209-14.

50. Meiller TF, Kutcher MJ, Overholser CD, Niehaus C, DePaola LG, Siegel MA. Efeito de um antimicrobiano da boca-boca em ulcerações aphthous recorrentes. Cirurgia oral, medicina oral, patologia oral. 1991 Oct 1;72(4):425-9.

51. Jurge S, Kuffer R, Scully C, Porter SR. Número VI da estomatite afta recorrente. Doenças orais. 2006 Jan;12(1):1-21.

52. Boras VV, Savage NW. Doença ulcerativa recorrente: apresentação e gestão. Revista dentária australiana. 2007 Mar;52(1):10-5.

53. Bell J. Amlexanox para o tratamento de úlceras aftosas recorrentes. Investigação clínica de fármacos. 2005 Set 1;25(9):555-66.

54. Murray B, McGuinness N, Biagioni P, Hyland P, Lamey PJ. Um estudo

comparativo da eficácia do AphthealTM na gestão da ulceração pífthous menor recorrente. Journal of oral patology & medicine. 2005 Ago;34(7):413-9.

55. RE mais agradável. Sucralfate vs. placebo para o tratamento de úlceras afetas: um ensaio clínico prospectivo duplamente cego. Revista de investigação da prática familiar. 1989;9(1):33-41.

56. Lindemann RA, Riviere GR, Sapp JP. Respostas de anticorpos séricos a antigénios indígenas da mucosa oral e bactérias seleccionadas mantidas em laboratório em ulceração aphthous recorrente. Cirurgia oral, medicina oral, patologia oral. 1985 Jun 1;59(6):585-9.

57. Pimlott SJ, Walker DM. Um ensaio clínico controlado da eficácia do fluocinonida aplicado topicamente no tratamento da ulceração aftosa recorrente. Revista dentária britânica. 1983 Mar;154(6):174-7.

58. Altenburg A, Zouboulis CC. Conceitos actuais no tratamento da estomatite afta recorrente. Licença de terapia da pele. 2008 Set;13(7):1-4.

59. Scully C, Gorsky M, Lozada-Nur F. Aphthous ulcerações. Terapia dermatológica. 2002 Set;15(3):185-205.

60. Challacombe SJ, Shirlaw PJ. Ulceração oral: quando tratar, referir ou ignorar. Actualização dentária. 1991 Nov;18(9):368.

61. Tappuni AR, Kovacevic T, Shirlaw PJ, Challacombe SJ. Avaliação clínica da gravidade da doença na estomatite afta recorrente. Journal of Oral Pathology & Medicine. 2013 Set;42(8):635-41.

62. Vincent SD, Lilly GE. Características clínicas, históricas e terapêuticas da estomatite afta: revisão bibliográfica e ensaio clínico aberto empregando esteróides. Cirurgia oral, medicina oral, patologia oral. 1992 Jul 1;74(1):79-86.

63. Vale FA, Moreira MS, Almeida FC, Ramalho KM. Terapia laser de baixo nível no tratamento de úlceras afetas recorrentes: uma revisão sistemática. The Scientific World Journal. 2015;2015.

64. Brice SL. Avaliação clínica da utilização de ultra-sons de baixa intensidade no tratamento da estomatite afthous recorrente. Cirurgia Oral, Medicina Oral, Patologia Oral, Radiologia Oral, e Endodontologia. 1997 Jan 1;83(1):14-20.

65. Challacombe SJ, Alsahaf S, Tappuni A. Estomatite Afthous recorrente: Para um Tratamento Baseado em Evidências? Relatórios Actuais de Saúde Oral. 2015 Set 1;2(3):158-67.

66. Porter SR, Scully C, Pedersen A. Estomatite afta recorrente. Revisões Críticas em Biologia Oral & Medicina. 1998 Jul;9(3):306-21.

67. Navio JA. Estomatite afta recorrente: uma actualização. Cirurgia Oral, Medicina Oral, Patologia Oral, Radiologia Oral, e Endodontologia. 1996 Fev 1;81(2):141-7.

68. Barrons RW. Estratégias de tratamento de úlceras orais recorrentes. American Journal of Health-System Pharmacy. 2001 Jan 1;58(1):41-50.

69. Scully C, Porter S. Doença da mucosa oral: estomatite aftosa recorrente. British Journal of Oral and Maxillofacial Surgery. 2008 Abr 1;46(3):198-206.

70. Christy AW, Leelavathy J, Devathambi TJ, Roobitha VM. Gestão sistémica da estomatite afta recorrente. Jornal Indiano de Odontologia Multidisciplinar. 2015 Jul 1;5(2):72.

71. Scheinfeld N, Rosenberg JD, Weinberg JM. Levamisole em dermatologia. Revista americana de dermatologia clínica. 2004 Abr 1;5(2):97-104.

72. Rodu B, Mattingly G. Úlceras da mucosa oral: diagnóstico e gestão. The Journal of the American Dental Association. 1992 Oct 1;123(10):83-6.

73. Pizarro A, Navarro A, Fonseca E, Vidaurrazaga C, Herranz P. Tratamento da estomatite afta recorrente com pentoxifilina. British Journal of Dermatology. 1995 Oct;133(4):659-60.

74. Nanke Y, Kamatani N, Okamoto T, Ogiuchi H, Kotake S. Irsogladine é eficaz para úlceras orais recorrentes em doentes com a doença de Behcet. Drogas em I & D. 2008 Nov 1;9(6):455-9.

75. Kudur MH, Hulmani M. Rebamipide: Um novo agente no tratamento da úlcera aftosa recorrente e da síndrome de Behcet. Revista indiana de dermatologia. 2013 Set;58(5):352.

76. Volkov I, Rudoy I, Freud T, Sardal G, Naimer S, Peleg R, Press Y. Eficácia da vitamina B12 no tratamento da estomatite afta recorrente: um ensaio aleatório, duplo-cego, controlado por placebo. J Am Board Fam Med. 2009

Jan 1;22(1):9-16.

77. El-Gendy EA. Eficácia do ómega-3 no tratamento da estomatite afta recorrente e melhoria da qualidade de vida: um estudo aleatório, duplo-cego, controlado por placebo. Cirurgia oral, medicina oral, patologia oral e radiologia oral. 2014 Fev 1;117(2):191-6.

78. Greer Jr RO, Lindenmuth JE, Juarez T, Khandwala A. Um estudo duplo-cego de amlexanox a 5% aplicado topicamente no tratamento de úlceras afetas. Journal of oral and maxillofacial surgery. 1993 Mar 1;51(3):243-8.

79. Khandwala A, Van Inwegen RG, Alfano MC. 5% de pasta oral amlexanox, um novo tratamento para úlceras menores recorrentes de afta: I. Demonstração clínica da aceleração da cura e da resolução da dor. Cirurgia Oral, Medicina Oral, Patologia Oral, Radiologia Oral, e Endodontologia. 1997 Fev 1;83(2):222- 30.

80. Rodriguez M, Rubio JA, Sanchez R. Eficácia de duas pastas orais para o tratamento da estomatite afta recorrente. Doenças orais. 2007 Set;13(5):490- 4.

81. Meng W, Dong Y, Liu J, Wang Z, Zhong X, Chen R, Zhou H, Lin M, Jiang L, Gao F, Xu T. Uma avaliação clínica das películas adesivas orais de amlexanox no tratamento da estomatite afta recorrente e comparação com os comprimidos orais de amlexanox: um ensaio clínico aleatório, controlado por placebo, cego, multicêntrico. Ensaios. 2009 Dez;10(1):30.

82. Molla NU, Bhujan I, Hossain S, Wahab A, Nayeem A. Avaliação da eficácia entre Amlexanox 5% pasta oral & Triamcinolona Acetonida 3 pasta oral no tratamento de úlceras afetas recorrentes: Um estudo comparativo. Journal of Shaheed Suhrawardy Medical College. 2011;3(1):3-7.

83. Katti G, Divakar DD. Amlexanox no tratamento de úlceras menores recorrentes de afta. International Journal of Dental Clinics. 2011 Fev 20;3(3).

84. Darshan DD, Kumar CV, Kumar AM, Manikantan NS, Balakrishnan D, Uthkal MP. Estudo clínico para conhecer a eficácia do Amlexanox 5% com outros agentes anti-sépticos, analgésicos e anestésicos tópicos no tratamento de RAS menores. Diário de saúde oral internacional: JIOH. 2014 Fev;6(1):5.

85.   Bhat S, Sujatha D. Uma avaliação clínica de 5% de pasta oral de amlexanox no tratamento de pequenas úlceras recorrentes e comparação com a pasta de placebo: um ensaio clínico aleatório, controlado por veículo, paralelo, de centro único. Jornal Indiano de Investigação Dentária. 2013 Set 1;24(5):593.

86.   Sanjeev Laller, Mamta Malik. Análise da eficácia do amlexanox no tratamento da apótese oral recorrente. Journal of health sciences. 2016;2(1):18-20.

87.   Abbasi F, Raoof M, Khatami R, Shadman N, Borjian-Boroojeni F, Nazari F. Effectiveness of Amlexanox and Adcortyl for the treatment of recurrent aphthous ulcers. Journal of clinical and experimental dentistry. 2016 Oct;8(4):e368.

88.   Altaf Hussain chalkoo, Bashir Ahmad Wanii. Uma avaliação da eficácia da pasta tópica amlexanox e triamcinolona no tratamento da estomatite aftosa recorrente. Revista internacional de investigação médica contemporânea. 2018 Setembro;5(9):77-83.

89.   Shrivastava K, Naidu G, Deshpande A, Handa H, Raghuvanshi V, Gupta M. Avaliação comparativa da eficácia do amlexanox tópico 5% pasta oral e acetonida de triamcinolona 0,1% pasta oral no tratamento da Estomatite Afthous Recorrente (RAS). Journal of Indian Academy of Oral Medicine and Radiology. 2018 Jul 1;30(3):235.

90.   C Hemcle Shalma G e Sushmini Hegde. Comparação da Eficácia do Gel de Aloé vera com 5% de Pasta Oral Amlexanox no Tratamento da Estomatite Aftosa Recorrente Menor: Um ensaio clínico aleatório .JOHD. 2019 de Junho;2(3):19- 144.

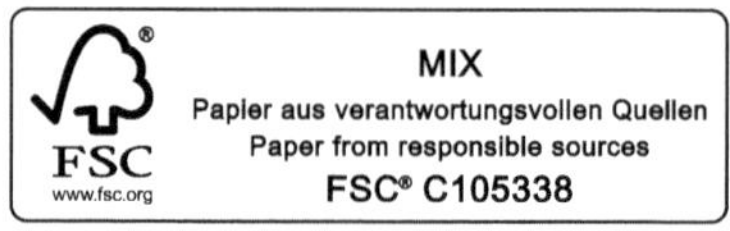

Printed by Books on Demand GmbH, Norderstedt / Germany